DES DIFFÉRENTES FORMES

DE

L'OVARITE AIGUË

PAR

LE Dr SCAGLIA

PARIS

ADRIEN DELAHAYE, LIBRAIRE-EDITEUR

PLACE DE L'ÉCOLE-DE-MÉDECINE

1870

DES DIFFÉRENTES FORMES

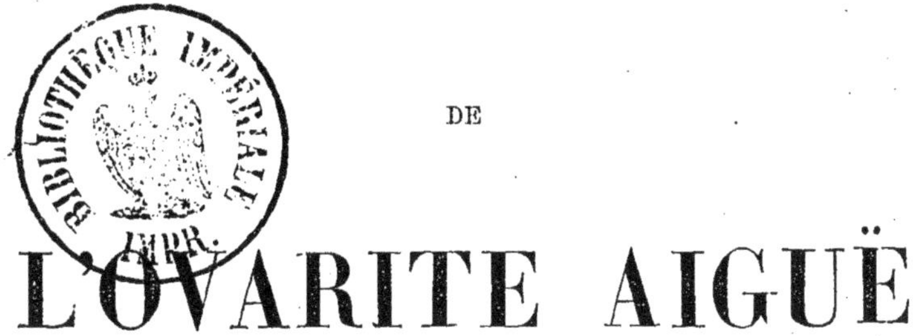

DE

L'OVARITE AIGUË

PAR

LE Dr SCAGLIA

PARIS
ADRIEN DELAHAYE, LIBRAIRE-EDITEUR
PLACE DE L'ÉCOLE-DE-MÉDECINE

1870

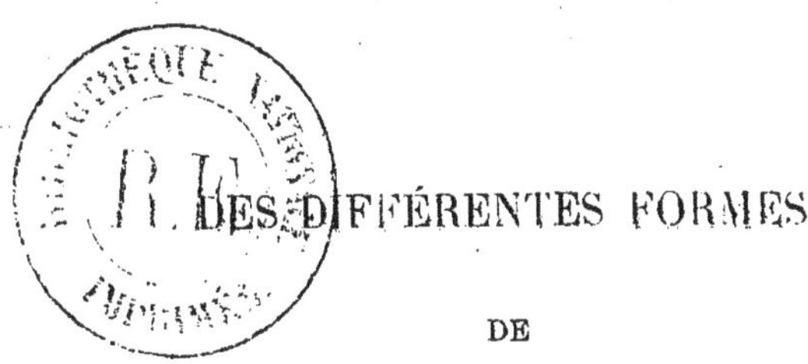

DES DIFFÉRENTES FORMES

DE

L'OVARITE AIGUË

CHAPITRE PREMIER

CONSIDÉRATIONS PRÉLIMINAIRES SUR L'ANATOMIE ET LA PHISIOLOGIE DE L'OVAIRE.

Nous avons cru devoir, avant tout, résumer aussi succinctement que possible, les points les plus importants de l'anatomie et de la physiologie de l'ovaire. En effet, depuis la publication du mémoire de M. Chéreau, et même d'une façon plus générale de tous les travaux qui ont paru sur l'ovarite, la description histologique de l'ovaire a subi de notables modifications que nous devions rappeler. Cette étude est, d'ailleurs, assez intéressante par elle-même; car la vie de l'ovaire est, si l'on peut ainsi dire, fort accidentée.

Dans le premier âge et jusqu'à la puberté, il ne prend qu'une part fort restreinte au développement général de l'organisme. Mais, à cette époque, c'est-à-dire vers la quinzième ou seizième année, dans nos climats, il acquiert très-rapidement un développement considérable; c'est qu'en effet, après

(6 cent. de long sur 5 en largeur et épaisseur). Chez elle « les fonctions sexuelles étaient exagérées. » Au contraire l'observation 7 est celle d'une jeune fille réglée à 20 ans et toujours peu abondamment : ses ovaires avaient le volume d'une petite noisette et pesaient à peine 4 gr.

L'ovaire présente une couleur blanchâtre et une surface lisse d'abord, mais qui devient rugueuse, crevassée à partir de la puberté. En effet les crevasses qu'on y observe ne sont autre chose que les cicatrices résultant de la déchirure des vésicules de de Graaf.

La *structure* des ovaires n'a été bien connue que dans ces derniers temps. Les anciens regardaient cet organe comme destiné à fournir une liqueur séminale qui pouvait ensuite (Harvey) se façonner en un œuf. C'étaient véritablement des *testes muliebres*. Puis lorsque Vesale, Sténon surtout Reignier de Graaf eurent signalé dans l'ovaire la présence de vésicules, on en vint à penser que l'œuf était un produit de l'ovaire lui-même. On décrivit alors dans l'ovaire une enveloppe analogue à l'albuginée du testicule, et un stroma dans lequel se développaient les œufs. Depuis lors de nombreux observateurs ont successivement élucidé différents points de cette histoire, mais dans cette revue rapide nous arrivons immédiatement aux recherches de Schroen (1) et de M. Sappey (1864), recherches qui ont complétement renversé les opinions admises jusqu'alors et nous ont fait connaître la véritable structure de l'ovaire.

Lorsqu'on fait une coupe de cet organe, on y distingue deux substances, l'une extérieure blanchâtre, dense ; l'autre rouge plus ou moins molle. La première, ainsi qu'il a été dit plus haut, avait été complétement assimilée à l'albuginée du

(1) V. Perrier. Anatomie et physiologie de l'ovaire. Thèse d'agr. 1866. Sappey. Traité ,adI

testicule ; les recherches récentes ont démontré qu'elle était surtout constituée par les vésicules de de Graaf; la seconde est formée de fibres de tissu conjonctif de fibres musculaires (1) et de vaisseaux.

L'ovaire présente-t-il des enveloppes? Tous les auteurs sont d'accord pour admettre à la surface de cet organe une couche épithéliale continue avec l'épithélium du péritoine voisin. Mais sous cette couche qu'y a-t-il? Ici commence le désaccord. M. Sappey nie formellement l'existence d'une membrane fibreuse, et M. Robin admet qu'il y a seulement une couche mince, non vasculaire à laquelle il est difficile de donner le nom d'albuginée. D'un autre côté, les Allemands, et en particulier Kœlliker (2), décrivent une enveloppe dans laquelle ils distinguent même trois couches, suivant la direction des fibres. Cette membrane se continue d'ailleurs sans limites précises avec la couche ovigène. Celle-ci, épaisse de 1 millimètre environ, est formée d'une trame fibreuse au milieu de laquelle sont disposés les follicules de de Graaf ou ovisacs. Serrés les uns contre les autres à la surface, ils s'isolent de plus en plus dans les couches profondes, et lorsque l'un de ces ovisacs se développe, il fait d'abord saillie dans la portion médullaire avant de proéminer à la surface de l'ovaire. On trouve toujours sur des coupes de cet organe douze ou quinze de ces ovisacs qui commencent à se développer dans la portion centrale de l'ovaire. C'est là ce qui avait fait penser qu'ils se formaient d'abord dans cette couche.

L'étude de l'ovule nous entraînerait trop loin ; mais nous devons au moins indiquer la constitution de l'ovisac. Bien

(1) Rouget. Recherches sur les organes érectiles de la femme et sur l'appareil musculaire tubo-ovarien, dans leurs rapports avec l'ovulation et la menstruation. Paris, 1858.

(2) Eléments d'histologie (trad. Sée, 2e éd., p. 701).

que Vésale eût déjà constaté l'existence de ces vésicules, Reignier de Graaf (1) est le premier qui les ait décrites et qui ait pressenti leur importance, mais il eut le tort de croire que cette vésicule était l'œuf lui-même. Cette erreur fut reconnue par ses successeurs, et de Baer, Coste, etc., démontrèrent que l'ovule est seulement une des parties constituantes de l'ovisac. Chez la femme menstruée, l'ovisac se présente sous forme d'une vésicule de $0^m,02$ à $0^m,03$; quelques-unes seulement offrent le volume d'un grain de millet ou d'un pois.

Les petites vésicules sont constituées par une enveloppe mince, transparente, non vasculaire, et par un contenu formé de cellules épithéliales polyédriques au centre duquel se trouve l'ovule.

Lorsque l'ovaire augmente de volume, les cellules épithéliales augmentent aussi de nombre, et de plus il se forme dans la vésicule un liquide transparent. En même temps l'enveloppe est devenue vasculaire. Cette membrane est simple, d'après M. Robin et la plupart des auteurs français; mais pour un certain nombre d'anatomistes, parmi lesquels nous citerons Kœlliker, elle est formée de deux couches.

Disons cependant que, d'après His, la plus externe de ces deux couches serait entièrement unie avec la substance de l'ovaire et ne pourrait en être séparée. Quant à la membrane propre de l'ovisac, elle est constituée surtout par des fibres de tissu conjonctif, au milieu desquelles on trouve disséminées des cellules spéciales auxquelles M. Robin fait jouer un grand rôle dans la formation du corps jaune. Ce sont les cellules de l'ovariule.

A la face interne de l'enveloppe propre de l'ovisac se

(1) R. de Graaf. De mulierum organis generationi inservientibus. Leyde, 1672.

trouve une couche de cellules épithéliales présentant en un de ses points un épaississement (*cumulus ou disque proligère*). C'est au milieu de cet amas épithélial que se trouve l'ovule. Ce point correspondrait, d'après Coste, Sappey et quelques autres, au pôle périphérique de l'ovisac. Au contraire, suivant Pouchet, Schron, Henle, Robin, il se trouverait au pôle profond qui correspond à l'arrivée des vaisseaux dans la paroi de l'ovisac.

Les *artères* de l'ovaire se détachent au nombre de 10 à 12 rameaux de l'utéro-ovarienne, au moment où elle longe le bord inférieur de l'ovaire en se rendant à l'utérus. Elles se divisent dans la couche médullaire de cet organe, en formant des pelotons artériels analogues à ceux que l'on trouve dans les corps caverneux de l'homme. Leurs divisions ultimes se rendent dans la couche ovigène où elles se distribuent au stroma et aux vésicules de de Graaf les plus profondes. Elles se portent à la paroi de l'ovisac et s'épanouissent immédiatement en un bouquet de capillaires à mailles polygonales. Ces capillaires, qui occupent toute l'épaisseur de la paroi du follicule donnent naissance à des veinules qui suivent le trajet des artérioles au nombre de 1 ou 2 pour chaque artère et se terminent dans le réseau veineux de la trame ovarique.

Les *veines* qui naissent de l'ovaire forment au niveau du bord inférieur de cet organe un entrecroisement, une sorte de plexus, qui communique en bas avec le plexus vaginal et, par là, avec la veine hypogastrique. Par son extrémité supérieure, il se porte vers la veine-cave à droite, la veine rénale à gauche.

Les *lymphatiques* formant dans la couche superficielle de l'ovaire un réseau à mailles plates, sont beaucoup plus abondants à la partie profonde de la couche ovigène. Ils forment là, autour des ovisacs, un réseau qui les enveloppe complétement. His, qui les a étudiés avec soin, n'a pu les suivre dans la paroi propre des vésicules de de Graaf; il considère cependant leur existence comme probable. Au niveau du hile, les lymphatiques de l'ovaire forment de 6 à 8 troncs qui accompagnent l'artère utéro-ovarienne et vont se rendre, ainsi que les lymphatiques de l'utérus, dans les ganglions lombaires moyens et supérieurs.

Les *nerfs* émergent du plexus rénal, du plexus solaire, du plexus lombo-aortique et arrivent à l'ovaire en longeant les vaisseaux utéro-ovariens. Leur terminaison est encore inconnue.

2° *Etat de l'ovaire pendant la période menstruelle.* — Pressenti peut-être par quelques physiologistes, cet état n'a été bien défini que dans ces trente dernières années. Sans parler même de l'opinion d'Aristote, pour qui le sang des règles était l'élément générateur de la femme, on peut dire que les anciens avaient sur la menstruation des idées absolument fausses. Il faut arriver à l'année 1840 pour trouver nettement formulée la véritable théorie de la menstruation. Sans doute, en 1821, elle avait déjà été exposée par Power (1); Négrier lui-même, en 1827, l'avait signalée dans ses cours; mais ces travaux étaient restés dans l'oubli, lorsque, en 1840, le même auteur (2) insista sur la relation qui existe entre la ponte ovarique et l'écoulement des règles. A la même époque parurent des recherches de Gendrin (3) sur le même sujet, et c'est à ce propos qu'eut lieu cette discussion de priorité dont la *Gazette médicale* de Paris nous a conservé les détails.

Depuis lors, de nouvelles recherches par Coste, Pouchet, Raciborski, Rouget, Bischoff, ont complétement élucidé la question de l'ovulation et de la ponte périodique, qui ne

(1) Essai sur l'économie de la femme.
(2) Rech. anat. et phys. sur les ovaires. Paris, 1840.
(3) Traité philosophique de médecine pratique, t. 2.

plus maintenant de doute pour personne. Aussi n'essayerons-nous pas de démontrer une vérité qui n'est point contestée, mais seulement de résumer les phénomènes principaux qui se passent alors.

Disons d'abord d'une façon générale que l'ovaire se congestionne pendant la menstruation : c'est ce qu'avait déjà reconnu Lecat (1) lorsqu'il disait que la menstruation est une espèce de phlogose voluptueuse et en quelque sorte hémorrhoïdale. On a constaté cette congestion menstruelle dans un certain nombre de cas, à l'autopsie de femmes mortes pendant la période menstruelle. Nous en rapporterons plus loin quelques exemples. On l'a même observée sur le vivant dans des cas de hernie de l'ovaire.

Observation I.

Chez une femme atteinte de hernie de l'ovaire, à travers l'anneau inguinal du côté droit, le volume de la tumeur était très-variable; beaucoup plus grosse à l'époque des règles, elle diminuait presque en totalité à leur issue, quand l'écoulement avait été très-abondant (2).

Observation II.

Le Dr Oldham a pu sur le vivant, dit M. Joulin (3), observer cette turgescence de l'ovaire dans un cas fort intéressant. Une femme soignée à l'hôpital de Guy avait une double hernie des ovaires qui faisaient saillie dans l'anneau inguinal, et que le doigt pouvait explorer très-exactement. A chaque période menstruell les ovaires ou un seul devenaient douloureux, augmentaient de volume, et cela aussi longtemps que duraient les règles, puis ensuite revenaient à l'état normal.

(1) Nouveau système sur la cause de l'écoulement périodique. Amsterdam, 1765, p. 34.
(2) M. Verdier. Traité des hernies, 1840, in-8°. p. 394.
(3) Joulin. Traité d'accouchement, 1867, p. 109.

Nous avons vu plus haut que l'ovaire présentait toujours un certain nombre d'ovisacs à un état d'évolution plus avancé que la masse des autres. Lorsqu'ils ont atteint un volume de 0,5 millim. à 0,6, ces ovisacs commencent à se vasculariser. Mais, à l'approche de la menstruation, l'une de ces vésicules prend très-rapidement un volume considérable. Au lieu d'être enfouie dans la profondeur du stroma, elle se développe vers la périphérie, atrophiant le tissu de l'ovaire qui la sépare de la surface. Elle atteint ainsi progressivement un volume de 15 et même 20 millimètres. En même temps, cette vésicule est recouverte de vaisseaux qui forment un réseau très-serré. Dans son intérieur s'épanche un liquide quelquefois transparent, constitué plus souvent par de la sérosité sanguinolente ou même du sang. Tout autour de la vésicule, le tissu de l'ovaire est fortement congestionné ; l'organe tout entier a augmenté de volume. Enfin, lorsque le moment de l'expulsion est arrivé, le sommet de la vésicule s'amincit, les vaisseaux disparaissent en ce point, et pour les lymphatiques, His a très-bien vu que le réseau est toujours très-riche à la base et sur les côtés de la vésicule ; mais la partie culminante devient très-pauvre en lymphatiques aussi bien qu'en vaisseaux sanguins. Puis la vésicule se déchire et l'ovule expulsé passe dans la trompe pour être éliminé, s'il n'est point fécondé; pour se fixer dans l'utérus, s'il y a eu fécondation.

Nous rapportons ici 4 observations qui indiquent l'état de l'ovaire chez les femmes mortes pendant la période menstruelle.

La première a été publiée par Lee (1); les deux suivantes sont tirées du mémoire de Bischoff (2).

(1) Cyclopœdia of medicin, t. III, 1834.

(2) Bischoff, Etudes sur la théorie de la menstruation, Arch. de médecine, 1854, p. 344, 538.

Quant à la dernière, elle est consignée dans l'ouvrage de M. Coste (1).

Observation III (2).

Une jeune fille de 19 ans fut prise de la scarlatine vingt-quatre heures après ses règles. Elle mourut au bout de deux jours. A l'autopsie, l'ovaire gauche avait 5 centimètres de long, et 4 centimètres moins 2 millimètres de largeur ou de hauteur. Le droit avait la même longueur, mais il n'avait que 2 centimètres et 3 millimètres de hauteur. L'ovaire droit offrait à la face antérieure une cicatrice assez large et comme étoilée, entourée d'une auréole de la largeur d'une pièce de 25 centimes, d'un gris ardoisé.

L'ovaire gauche présentait une large protubérance offrant à la partie la plus saillante une tache d'un rouge foncé de la largeur d'une pièce de 50 centimes, entourée d'une large auréole plus claire se perdant insensiblement dans la teinte normale de l'enveloppe de l'ovaire. Cette tache provenait évidemment d'une forte congestion sanguine accompagnée d'épanchement d'un peu de sang dans l'épaisseur des tuniques. Après avoir macéré quatre jours dans l'esprit-de-vin, elle fut ouverte, et l'on trouva une vaste poche pouvant contenir une des plus grosses cerises remplie d'une matière granuleuse présentant absolument le même aspect que le liquide ordinaire des vésicules de de Graaf, lorsqu'il est coagulé par l'alccol, seulement, cette matière était fortement colorée en rouge ocre.

Observation IV.

Le 11 mars 1831, nous examinâmes le corps d'une jeune femme qui mourut, pendant la menstruation, d'une inflammation de la veine médiane basilique. L'ovaire gauche était plus volumineux que le droit, et l'on observait dans sa tunique péritonéale une petite ouverture circulaire à bords irréguliers. Autour de cette petite ouverture, et dans une étendue de 6 à 9 millimètres, la surface de l'ovaire présentait un couleur rouge vif et était de beaucoup élevée

(1) Traité du développement des corps organisés, t. I, p. 221.

(2) Raciborski, p. 425.

au-dessus des parties voisines. Une incision pratiquée sur l'ovaire fit voir que le tissu de cet organe était, autour de la déchirure, vascularisé, et nous observâmes plusieurs vésicules de de Graaf de différentes grosseurs. Les trompes de Fallope étaient rouges, gonflées, et leur cavité remplie de liquide menstruel. La membrane interne de l'utérus était tapissée par le même fluide, et les parois de cet organe étaient molles et vascularisées. Le volume de la matrice n'était pas augmenté.

Observation V.

Le 4 décembre 1852, je disséquai les organes génitaux d'une personne jeune et forte qui s'était noyée le 30 novembre; ces organes étaient très-développés; cependant, leurs dimensions prouvaient que la jeune femme n'était jamais accouchée.

Il y avait de nombreuses cicatrices à la surface des deux ovaires; l'ovaire gauche surtout présentait des traces évidentes de quatre à cinq faux corps jaunes et beaucoup de vésicules de Graaf transparentes. Je crus voir, dans l'ovaire droit, un follicule de Graaf encore fermé, très-gros, et ne faisant pas saillie à la surface. Il n'y avait là ni ouverture, ni cicatrice, mais ce point de l'ovaire était fluctuant. Ce follicule, pris à part, avait 28 millimètres de diamètre et pesait 3 gr. 48. Lorsque je le déchirai à sa face libre, il ne s'en écoula pas un liquide aqueux semblable à celui que contiennent les follicules fermés, mais une masse épaisse, d'un rouge chocolat, qui ne se coagulait pas, et dans lequel le microscope démontra la présence de globules du sang altérés. Les parois des follicules n'étaient pas épaisses, et l'on ne trouvait rien ici qui rappelât la formation d'un corps jaune.

La cavité de l'utérus ne contenait pas de sang, et le fond n'était pas coloré en rouge, tandis que l'orifice interne du col et sa cavité étaient de cette couleur. La muqueuse, peu développée, se confondait avec les tissus sous-jacents et ne contenait presque pas de glandes. L'état de l'orifice et du col démontrait qu'il n'y avait jamais eu d'accouchement.

La membrane hymen était détruite, et depuis assez longtemps, cependant, le vagin était encore étroit; le frein et les colonnes étaient très-visibles. Le vagin contenait beaucoup de mucus d'un gris sale. Bien que j'eusse des doutes sur l'existence d'une ouverture au follicule que j'avais trouvé, je cherchai cependant, mais en vain, à découvrir un œuf dans la trompe et l'utérus. Je ne vis pas non plus de spermatozoïdes.

M. le Dr Lorenz eut la bonté de chercher à se procurer des renseignements sur cette femme, et il m'écrivit que ses règles avaient paru dix jours avant sa mort, mais peu abondantes et accompagnées de douleur. Elle avait eu des rapports avec son amant, puis, abandonnée par lui au moment où elle se croyait enceinte, elle s'était noyée probablement à cause de cela. Je crois pouvoir assurer qu'il n'y avait pas ici de grossesse; je ne suis même pas sûr que l'évolution menstruelle se soit accomplie parfaitement. Il me semble qu'ici, comme dans le cas rapporté observation VIII, le follicule ne s'est pas ouvert; il s'est fait un épanchement de sang dans son intérieur, ce qui a été cause qu'il y a eu des douleurs, et que les règles ont été peu abondantes. L'absence du développement spécial de la membrane muqueuse de l'utérus me paraît aussi dépendre de la manière imparfaite dont la fonction s'est accomplie, quoique cela puisse avoir encore une autre signification, ainsi que je l'établirai plus tard.

Observation VI.

Thérèse Michal, âgée de 17 ans, qui avait auparavant joui d'une bonne santé, fut amenée par sa mère, le 10 octobre 1844, à l'hôpital de Prague. Elle avait une péritonite avec complication d'une affection pulmonaire.

Elle mourut le 12, à midi, dans le service de M. le professeur Oppolzer. Nous trouvons dans le commémoratif un fait antérieur, c'est que cette jeune fille n'avait eu ses règles que deux fois, dont la dernière avait précédé de deux jours son entrée à l'hôpital. A l'autopsie, on trouva les seins assez développés et le mont de Vénus peu garni de poils. La membrane hymen n'était pas détruite; l'utérus était assez volumineux, son tissu serré, sa cavité remplie dar une quantité assez considérable de sang épais.

La membrane muqueuse était assez facile à enlever, semblable à un produit d'exsudation plastique à moitié coagulé; celle des trompes présentait le même aspect; il y avait un peu de suffusion sanguine; elle était couverte de mucus. Les deux ovaires étaient assez volumineux, mais le gauche portait un follicule ouvert gros comme une noisette, plein de sang caillé ; les bords de l'ouverture étaient lobulés et retirés en arrière. M. le profeseur Hyrtl eut les organes à sa disposition le même jour, et put en faire l'examen au moyen du microscope. Il ne trouva de spermatozoïdes ni dans le vagin, ni dans aucun autre point. Mais en examinant la trompe gauche, M. Hyrtl découvrit, dans le point où la trompe traverse le tissu utérin, l'ovule, qu'il connut très-bien, et dont il reconnut tous les caractères.

Observation VI.

Une jeune personne ayant abandonné sa famille pour suivre un militaire, fut saisie de désespoir quand elle se vit abandonnée par lui, et se précipita dans la Seine, quatre à cinq jours après la cessation de l'hémorrhagie menstruelle. Elle portait sur son ovaire droit une vésicule de Graaf tellement distendue que la plus légère pression en fit éclater la paroi.

Chez une autre femme morte le premier jour de l'invasion des règles, l'œuf était déjà sorti.

L'ensemble des phénomènes que nous venons de décrire constitue l'ovulation et la ponte qui ont lieu chez la femme tous les mois. Mais en même temps se produisent d'autres phénomènes qui manifestent cet acte au dehors, nous voulons parler de la menstruation. Ces phénomènes ont été bien résumés par le Dr Jones (1) :

« A l'époque de la puberté, il se développe rapidement une ou plusieurs de ces petites vésicules qui augmentent de volume, se distendent, se pressent sur la membrane de l'ovaire et excitent de l'irritation, tant sur ce point que dans les parties environnantes. Une des trompes de Fallope participe par son extrémité frangée à cette irritation et la propage à l'utérus ; ce dernier viscère, ainsi excité, devient un centre de dé-

(1) William Jones. Practical observations on diseases of Women Londres, 1838, in-8°, p. 157 (mém. de Chéreau, p. 43.)

termination, et favorisé par la vascularité de son tissu, il devient le siége d'une congestion jusqu'à ce que les extrémités de ses petits vaisseaux, ne pouvant plus résister à la distension, laissent échapper le fluide sous la forme de menstrues, en même temps que l'œuf, saisi par l'extrémité de la trompe de Fallope, et distendu par l'excitation dont il est lui-même le centre, traverse ce dernier canal, passe dans l'utérus et est ensuite expulsé s'il n'a pas été imprégné. Lorsque l'œuf a été ainsi détaché de l'ovaire, l'excitation diminue graduellement et reparaît à la période menstruelle suivante avec le même ensemble de phénomènes.

Il ne se développe, en général, au même moment qu'une seule vésicule, et de plus Négrier (p. 50) a avancé ce fait que les ovaires fonctionnent alternativement, de sorte qu'il se passerait deux mois entre le fonctionnement de chacun d'eux. Cependant, lorsque l'un des ovaires est malade ou détruit, l'autre peut le suppléer. Cette opinion, malgré l'assertion contraire de Raciborski (p. 440) est admise par un certain nombre d'auteurs.

Mais lorsque les deux ovaires manquent, il n'y a plus d'ovulation, et dans ces cas la menstruation n'a pas lieu, ce qui montre bien que dans cette fonction, c'est l'ovulation qui est le phénomène primordial. Au contraire, dans les cas d'absence congénitale de l'utérus avec conservation des ovaires, on a constaté que les femmes éprouvaient tous les mois dans le bassin des douleurs souvent très-vives avec toutes les circonstances qui accompagnent ordinairement la menstruation, comme si le flux sanguin avait lieu (1).

Certaines circonstances peuvent hâter le développement de la vésicule et par suite l'époque de la menstruation ; d'autres

(1) V. London, medical and Surgical journal, 1810. p. 512. Arch. de médecine, 1840.

agissent en sens contraire. Ce retard dans l'ovulation peut dépendre d'un état de l'ovaire analogue à celui qu'on observe chez les phthisiques. C'est ce qui est arrivé dans le cas suivant :

Observation VII.

Etat de l'ovaire chez une femme morte de phthisie pulmonaire (1).

Le 10 décembre 1858, j'ai ouvert, à l'hôpital, le cadavre d'une jeune fille de 18 ans, Mosca N..., morte le jour précédent de phthisie pulmonaire aiguë. Les deux ovaires sont petits, très-blancs, sans traces de cicatrice extérieure, semblables à deux petites masses de stéarine, ainsi que ceux que l'on trouve chez les femmes mortes de fièvre puerpérale, ou chez celles qui ont succombé à un âge avancé. Je ne pus voir les vésicules de l'ovaire gauche.

L'ovaire droit contient une seule vésicule dans son intérieur, égale en volume à celui d'une baie de myrthe; elle était pleine de sérosité, avec un résidu noirâtre de coagulation sanguine. Je cherchai attentivement s'il n'existait pas quelque communication avec l'extérieur ou quelque trace cicatricielle d'ancienne ouverture; sa flaccidité et la présence de ce coagulum, déjà aminci par résorption, me la firent regarder comme une vésicule avortée avant qu'elle ne fût encore parvenue à maturité. La jeune fille avait conservé les signes de la virginité, le col de l'utérus était gonflé, la muqueuse de la cavité utérine était rouge et dépouillée de son épithélium.

Les trompes de Fallope, hypertrophiées, très-dures, noueuses, ressemblent, par leur volume et leur consistance, à l'intestin duodénum d'une poule; dans toute l'étendue de leur intérieur, elles contenaient une substance qui, par sa consistance, était semblable à la matière tuberculeuse qui n'est pas restée à l'état jaune. L'état de ces trompes aurait rendu cette fille stérile; elle l'eût été d'ailleurs, comme nous l'avons vu, par sa maladie.

Cette dernière conclusion est, en effet, le résultat d'un certain nombre d'observations que rapporte M. Bianco Giuseppe. La disparition et la flétrissure des vésicules de l'ovaire lui ont paru presque

(1) Brouardel. De la tuberculisation des organes genitaux de la femme. Th. Paris, 1865, p. 33.

constantes quand la maladie avait duré quelque temps. (Bianco Giuseppe, *Le alterazioni d'ovaya.* Da Fossano, 1860.)

Dans d'autres cas, la vésicule se développe comme à l'ordinaire, mais sa déchirure est retardée, soit parce qu'elle est séparée de la surface de l'ovaire par une trop grande épaisseur de tissus, soit parce que sa paroi propre est elle-même trop épaisse et trop résistante, ou encore parce qu'elle présente des adhérences avec le tissu de l'ovaire.

Nous verrons plus loin, à propos de l'ovarite menstruelle, l'importance de ces faits. Car, ainsi que le dit M. Chereau (1) : « le travail propre à l'élimination de l'œuf éprouvera alors des obstacles, la surexcitation qui en résultera engorgera l'organe, et alors pourront se développer des phénomènes franchement inflammatoires. »

A la rupture de la vésicule succède la formation du corps jaune. Voici en quoi consiste ce phénomène : après la déchirure de l'ovisac et l'expulsion de son contenu, sa paroi propre s'hypertrophie, et par le fait de cette hypertrophie ellemême, et, d'un autre côté, par la rétraction du tissu ovarien, est obligée de se plisser sur elle-même pour être contenue dans la cavité du follicule. Elle forme ainsi, par ses circonvolutions, une masse jaunâtre qui remplit en grande partie le follicule, sauf dans son centre, lequel est occupé par un peu de sang ou de sérosité. La théorie que nous venons d'exposer est celle qui a été formulée par Coste, Courty, Robin, His. On n'admet plus, en effet, l'opinion des auteurs qui faisaient dériver la formation du corps jaune d'une transformation de la couche granuleuse, d'un caillot sanguin, etc. C'est une hypertrophie de la paroi propre de l'ovisac, et cette hypertrophie est surtout déterminée par l'hypergénèse de cellules spéciales que Robin a décrites dans cette paroi.

(1) Mémoires pour servir à l'étude des maladies de l'ovaire. Paris, 1844, p. 24.

Au bout d'un certain temps, le corps jaune se rétracte, ses éléments sont peu à peu résorbés et, après trente ou quarante jours, il est réduit à un tubercule cicatriciel. Il en est ainsi du moins lorsque l'ovule n'a pas été fécondé. Lorsque, au contraire, il y a eu fécondation, les phénomènes diffèrent un peu, et c'est avec raison que Coste a distingué les corps jaunes de la grossesse des corps jaunes de la menstruation.

3° *Pendant la grossesse*, c'est-à-dire lorsque l'ovule a été fécondé, le corps jaune prend un développement beaucoup plus considérable. Il continue à grossir jusqu'au troisième mois et peut acquérir un diamètre de 3 à 4 centimètres. Puis, à partir du quatrième mois, il s'atrophie, et lorsque la grossesse est arrivée au neuvième mois, le corps jaune ne forme plus qu'un petit tubercule de 7 à 8 millimètres de diamètre. Dans les mois qui suivent, il disparaît progressivement.

A quoi sont dues ces différences si tranchées? Le fait n'a point encore été expliqué d'une manière satisfaisante. D'après Bischoff (1) :

« C'est à tort qu'on attribnerait le développement complet du corps jaune, dans les cas où il y a fécondation, à une plasticité plus grande de l'appareil génital survenant dans ces circonstances. L'utérus seul et un peu le vagin sont le siége, si je puis m'exprimer ainsi, de cette plasticité ; les ovaires n'y ont pas la moindre part. On voit toujours chez les femmes enceintes *l'ovaire petit*, *racorni*, *sec*, *pâle*, *contenant peu de sang*, les follicules de Graaf tout petits et semblant annoncer que les organes génitaux sont dans un état complet d'inaction.

Le corps jaune peut alors se développer de plus en plus et rien ne vient hâter sa résorption. Lorsque, au contraire, il n'y a

(1) Etudes sur la théorie de la menstruation et de la fécondation par le prof. Bischoff, arch. de méd., 1854, p. 545.

pas eu fécondation, à peine un follicule est-il ouvert que l'ovaire devient le siége d'une congestion sanguine et d'un travail qui précède et amène la maturité d'un autre ovule. La résorption du corps jaune est alors hâtée et le follicule récemment ouvert disparaît bientôt. Nous voyons aussi que, lorsque les règles apparaissent après un accouchement, le corps jaune résultant de la grossesse disparaît d'autant plus vite que les règles sont revenues à une époque plus rapprochée du moment de l'accouchement. »

Tous les auteurs n'ont point accepté cette manière de voir. Constatons d'abord que beaucoup de ceux qui se sont occupés de la menstruation ne parlent pas de ces modifications, et ne paraissent nullement s'être préoccupés de ce que devenait l'ovaire pendant la grossesse. D'après les anatomistes et les physiologistes, les rapports de l'ovaire changent par le fait de la grossesse ; mais quant à des modifications de structure, il n'en est nullement question. Les accoucheurs ne sont pas beaucoup plus explicites. Dans le Traité de Cazeaux (1) nous n'avons trouvé que cette courte phrase : « Pendant la grossesse, et après l'accouchement, les ovaires acquièrent un volume considérable. »

D'après Joulin (2) « le volume de l'ovaire est augmenté d'une manière notable (p. 372). Il est vrai que, à la page 127, le même auteur avait dit : « Pendant la gestation, l'ovaire s'efface devant l'utérus, son rôle devient nul, il sommeille et ne conserve qu'une vitalité très-obscure. La résorption du dernier corps jaune s'accomplit avec une extrême lenteur et l'évolution des vésicules est si peu active qu'elles semblent rester stationnaires... La conséquence de cet état de torpeur de l'ovaire est la suppression des règles. » Et encore (p. 129): « Pendant l'allaitement, l'ovaire paraît encore plongé dans

(1) Traité d accouchement, 7e éd., revue par Tarnier, p. 56.
(2) Traité d'accouchement, 1867.

l'engourdissement que nous avons noté tout à l'heure. Le développement des vésicules ovariennes n'est pas beaucoup plus actif que pendant la gestation, et Négrier (1) prétendait que si, dans leur lente évolution, elles arrivent à se laisser distendre par le liquide qui remplit leur cavité, elles ne dépassent pas cette limite et ne se rompent pas. Cette proposition est en général exacte, mais comporte pourtant de nombreuses exceptions. » M. Gallard adopte franchement l'opinion de Bischoff. Dans son mémoire sur les hématocèles spontanées (*Archives de médecine*, 1860, p. 21), il raconte comment, cherchant à expliquer le développement de ces hématocèles par la congestion ovarique que l'on constate dans la grossesse, il trouva devant lui l'assertion de Bischoff : « Cette explication (ovaire turgide, congestionné) irait à merveille, si nous ne nous trouvions arrêté par une toute petite difficulté que personne n'a songé à nous objecter et qu'il est de notre devoir de signaler quoique nous ne soyons pas en état lde la résoudre. Bischoff affirme (et c'est une autorité devant aquelle je m'empresse de m'incliner quoique je n'aie pas vérifié le fait par moi-même) que l'ovaire est loin d'être congestionné pendant la grossesse. »

Nous ne savons si depuis lors M. Gallard a vérifié cette assertion, mais dans ses leçons sur l'ovarite (2), il est sur ce point plus affirmatif que jamais : « Je me demande, dit cet auteur, si dans certaines circonstances, l'acte sexuel ne doit pas avoir une influence favorable sur l'issue de l'ovarite, et constituer son meilleur mode de traitement. C'est lorsque cet acte peut être suivi de la conception. S'il était possible de placer un ovaire enflammé dans la condition décrite par Bischoff, on ferait plus pour sa guérison qu'il ne nous est pos-

(1) Négrier. Rech. anat. et phys. sur les ovaires, 1840, p.

(1) Gazette des hôpitaux, 1869.

sible de faire à l'aide des traitements les mieux dirigés, d'autant plus que cet état de repos persisterait pendant plusieurs mois, pendant lesquels l'organe se trouverait soustrait aux congestions périodiques de la menstruation, qui sont la pierre d'achoppement du traitement de l'ovarite... Les exemples ne sont pas rares d'inflammations péri-utérines, guéries par une grossesse intermittente ; mais parmi ceux que j'ai observés, je n'en ai pas vu se rattachant directement à l'ovarite simple. Cependant je n'hésite pas à penser que si la gestation a agi efficacement dans ces cas, ce n'est pas, comme on l'a cru, par la congestion que l'utérus gravide a exercée sur les tissus enflammés, mais bien en détournant l'afflux sanguin de l'ovaire, en le décongestionnant, en le plaçant pendant des mois dans cet état d'anémie physiologique décrit par Bischoff... »

4° *De l'ovaire avant la puberté et après la ménopause.* — Si nous avons insisté un peu longuement sur les caractères que présente l'ovaire dans les diverses phases de sa période d'activité, nous serons bref sur les conditions de cet organe, avant son état parfait, et après sa déchéance fonctionnelle.

Dans aucun de ces deux cas, en effet, il n'est donné d'observer l'ovarite.

Chez la petite fille, l'ovaire n'a qu'un volume peu considérable ; pourtant, à la naissance, il est *proportionnellement* plus volumineux qu'à toute autre époque. Puis, quand approche la puberté, il prend très-rapidement un accroissement énorme pour arriver à l'état que nous avons décrit plus haut.

Après la ménopause, l'ovaire s'atrophie. Cet état de l'ovaire a été bien décrit par Raciborski dans son ouvrage déjà cité, et par M. Robin dans ses cours. Nous renvoyons, pour cette description, à ces auteurs ou simplement à la thèse de M. Périer (1).

(1) Périer. Anat. et phys. de l'ovaire. Th. d'agrég., 1866, p. 137.

CHAPITRE II.

FORMES ANATOMIQUES DE L'OVARITE.

L'étude anatomique de l'ovaire nous a montré qu'on pouvait distinguer dans cet organe trois éléments : une enveloppe péritonéale, un tissu propre, qui est le stroma, des vésicules disséminées dans ce tissu et à divers degrés de développement. L'inflammation envahit-elle isolément chacun de ces éléments et peut-on établir dans l'ovarite une forme vésiculeuse, une forme parenchymateuse, une forme péritonéale? Telle est la question qui se pose d'abord devant nous. Or, si nous consultons les auteurs, nous voyons qu'ils sont loin d'être d'accord sur ce point. Quelques-uns ne mentionnent même pas ces formes. D'autres les décrivent, mais d'une manière fort incomplète. Niemeyer (1) seul les expose avec quelques détails. Donnons d'abord la description et nous chercherons ensuite si l'on peut retrouver les caractères qu'il donne dans les observations :

«Lorsque ce sont les *follicules* qui servent de point de départ à la maladie, on trouve une, plus rarement deux ou plusieurs vésicules de Graaf, dilatées jusqu'à la grosseur d'un pois ou même d'une cerise, et remplies d'un exsudat le plus souvent mêlé de sang ; l'enveloppe externe de ces vésicules est rougie par une injection capillaire. L'ovaire, pendant ce temps, n'est généralement que peu augmenté de volume ; le stroma a conservé son état normal, sauf un léger œdème ;

(1) Eléments de pathologie interne.

l'enveloppe séreuse participe ordinairement à l'inflammation. Dans la plupart des cas, la maladie suit une marche favorable, l'exsudat est résorbé et le follicule s'atrophie ; dans d'autres cas, il dégénère en kyste séreux et, par exception, il se produit une suppuration et une formation d'abcès. Quand l'inflammation part du *stroma* de l'ovaire, la maladie se borne généralement à une hyperémie considérable, à un œdème inflammatoire et à une végétation du tissu conjonctif qui plus tard entraîne l'épaississement et le racornissement de l'ovaire. Très-rarement, dans ces cas, on rencontre une suppuration et une formation d'abcès ou une fonte ichoreuse diffuse de l'ovaire. Kiwisch n'a constaté que deux fois cette terminaison rare de l'ovarite non puerpérale. L'inflammation de l'*enveloppe péritonéale*, tantôt est primitive, tantôt constitue une complication secondaire de l'inflammation du parenchyme. Dans les cas récents, un exsudat rare, riche de fibrine, recouvre ordinairement l'ovaire et l'agglutine lâchement avec les parties voisines, surtout les ligaments larges et les trompes, dont le revêtement péritonéal prend habituellement part à l'inflammation. Dans les périodes ultérieures, il se produit facilement des adhérences solides entre les parties susnommées par des fils et des membranes de nature fibreuse qui enlacent et enveloppent assez souvent d'une manière complète l'ovaire et le pavillon de la trompe. Ce n'est que par exception que l'ovarite péritonéale dépose un exsudat abondant, et que des foyers enkystés se forment dans le petit bassin. »

Disons tout de suite que Niemeyer a éliminé d'emblée l'ovarite puerpérale. Autrement plusieurs de ses assertions seraient complétement infirmées par l'examen des faits. La suppuration, ainsi que nous le verrons plus bas, est loin d'être rare dans cette forme de l'ovarite.

Mais d'abord la distinction de ces formes, que nous appellerions volontiers histologiques, cette distinction est elle aussi simple, aussi facile que l'on pourrait le croire à la lecture de la description précédente? Il est certainement quelques cas assez nets, et dans l'observation suivante (1), qui pourrait cependant encore prêter à discussion, il semble bien que le point de départ de la maladie ait été dans une vésicule de Graaf.

Observation VIII.

Une femme, âgée de 30 ans, succomba après avoir pris volontairement une forte dose de laudanum. A l'autopsie, l'ovaire gauche, beaucoup plus volumineux qu'à l'état normal, présentait à sa surface, et vers la partie postérieure, une petite élevure arrondie bien distincte et recouverte de vaisseaux tortueux. Cette élevure, qui était recouverte par la lame péritonéale, n'était qu'une petite loge renfermant un œuf gros comme un noyau de cerise environ, lequel adhérait aux parois de la cellule dans les deux tiers de sa circonférence, et présentait bien distinctement le chorion et l'amnios (?). On ne put y découvrir de fœtus. L'ovaire tout entier était gorgé de sang, mais surtout autour de l'œuf, où ce fluide était même épanché.

Dans la neuvième observation de M. Siredey (2), l'ovaire droit a peut-être été le siége d'une folliculite suppurée, mais du côté gauche, il est bien difficile de dire dans quel point de l'ovaire a débuté l'altération.

Observation IX.

Chez une femme morte après avoir présenté des symptômes d'infection purulente, et à l'autopsie de laquelle on trouva des abcès

(1) Obs. recueillie par le Dr Edwards Stanlen, publiée dans les transactions méd. chir. (1820, t. VI, p. 414), et dans le mémoire de Chéreau, p. 124.

(2) Siredey. De la fréquence des altérations des annexes de l'utérus dans les affections dites utérines. Thèse, Paris, 1860, p. 118.

dans la rate, des ecchymoses dans le foie, de petits noyaux rougeâtres dans les poumons, on constata dans les ovaires les lésions suivantes : ovaire droit aplati, doublé de volume ; une cuillerée de pus est renfermée dans un follicule situé au centre de l'organe, et qui mesure environ 15 millimètres de diamètre.

Les parois de ce kyste purulent sont très-épaisses. A gauche l'ovaire a acquis un volume considérable et mesure 55 millimètres transversalement sur 50 millimètres verticalement, et est transformé en un vaste foyer contenant deux cuillerées de pus phlegmoneux bien lié. L'ovaire est transformé en une poche doublée d'une séreuse épaissie et revêtue çà et là de fausses membranes rappelant, par leur aspect, les fausses membranes de la pleurésie.

Dans la thèse de M. Thierry (1), qui renferme un certain nombre d'observations prises avec soin, et dans lesquelles il semble que l'auteur ait cherché à préciser le point de départ de la maladie, que trouvons-nous ?

Quelques exemples seulement :

Observation X.

Péritonite généralisée. Les ovaires sont peu volumineux, dans l'ovaire droit, infiltration purulente de la partie médullaire dans le voisinage du hile. Les veines utéro-ovariennes renferment un sang noir coagulé et des caillots mélangés de pus ; leurs parois sont entièrement saines. Rien dans les lymphatiques (obs. 3).

Observation XI.

Vascularisation du tissu cellulaire sous-péritonéal ; épanchement séro-purulent assez abondant. Les ovaires sont peu volumineux, entourés de fausses membranes (obs. 4).

(1) Thierry. Des maladies puerpérales observées à l'hôpital Saint-Louis en 1867. Thèse, Paris, 1868.

Observvtion XII.

Mêmes lésions du péritoine. Dans la couche ovigène de l'ovaire, vésicules assez grosses, injection de la substance médullaire. Tissu cellulaire du ligament large, infiltré de pus (obs. 6).

Observation XIII.

Liquide séro-purulent abondant dans la cavité péritonéale. Injection vasculaire. Les ovaires sont peu volumineux, ramollis, présentent de chaque côté une infiltration purulente du tissu de l'organe dans sa partie médullaire, près du bord inférieur, et de petits abcès du volume d'une grosse tête d'épingle, au milieu des mailles de ce tissu Dans l'ovaire gauche, petit foyer hémorrhagique noirâtre, non enkysté. Infiltration purulente diffuse du tissu cellulaire du ligament large (obs. 8).

Observation XIV.

Vascularisation du tissu cellulaire sous-péritonéal, fausses membranes, etc. Les ovaires sont peu volumineux; ils contiennent, dans leur couche corticale, de petites vésicules transparentes, et dans leur partie médullaire, au voisinage du hile, plusieurs petits abcès siégeant dans le tissu même de l'organe (obs. 11).

Telles sont les plus intéressantes de ces observations, dont nous avons dû nous contenter de donner des extraits fort succincts. Or, nous le demandons, si l'on excepte l'obs. 4, où la lésion paraît s'être bornée au péritoine, dans quelle classe rangera t-on les autres?

Il est vrai que jusqu'ici nous avons surtout cité des observations d'ovarite puerpérale, laquelle est caractérisée principalement par la présence de la péritonite et de la suppuration. Au contraire, dans les autres formes les lésions sont beaucoup plus localisées. Ainsi l'ovarite menstruelle est surtout exclusivement constituée par une vésiculite. C'est la forme sur laquelle Négrier (1) a surtout attiré l'attention. Pourtant, comme on n'a que bien rarement l'occasion d'examiner sur le cadavre l'état des ovaires, à cause de la bénignité de la vésiculite, on pourra toujours récuser un bon nombre des observations rapportées par les auteurs.

Le fait suivant est donné par Négrier comme un exemple de vésiculite suppurée (Mémoire, 1840, p. 92) :

Observation XV.

Abcès développé dans une vésicule ovarique, distension et rupture de la tumeur; péritonite mortelle produite par l'épanchement du pus dans l'abdomen.

Une femme de 23 ans, grande et forte, menstruée régulièrement pendant plusieurs années, entra à l'hôpital Saint-Jean avec les symptômes d'une péritonite. Ses règles étaient suspendues depuis plusieurs mois. On n'obtint de la malade aucuns renseignements positifs sur le début de son affection. Elle mourut le 1er mars 1835.

Nécropsie. — Le péritoine contient une grande quantité de pus épais; dans le petit bassin, cette membrane séreuse est épaissie et fort injectée. L'utérus et l'ovaire droit sont à l'état normal. Il existe à la surface de l'ovaire gauche un kyste de la grosseur d'un œuf de poule. Il est déchiré largement en arrière, près du col utérin. La tumeur, en s'accroissant, a dédoublé le ligament large, et se trouve en contact avec le corps de la matrice. Les bords de la déchirure sont violacés; la poche du kyste ne contient plus qu'une ou deux cuillerées de matière semblable à celle qui est répandue dans le péritoine.

Après avoir largement fendu la poche, on voit à sa face interne des sillons recouverts d'une membrane fine et solide. Leur coloration est d'un gris blanc, et la membrane est parcourue de quelques vaisseaux sanguins. L'ensemble de cette cavité, à l'exception de son volume et de sa couleur, rappelle toutes les formes de l'inté-

(1) Negrier. Recueil de faits pour servir à l'histoire des Ovaires. Angers, 1858.

rieur d'une vésicule jaune distendue. La tumeur a tellement épanoui le parenchyme ovarique, que c'est à peine s'il forme un relief sensible sur l'un des côtés du kyste. Dans divers points, au milieu des sillons, on observé des taches noires formées par du sang épanché en dehors de la membrane. Ces taches ont tous les caractère des caillots sanguins vésiculaires; leurs dimensions et l'intensité de leur coloration sont inégales. On ne peut douter que ces traces ne soient celles des vésicules brisées avant la phlegmasie vésiculaire.

Ashwell (2) admet aussi l'existence de la vésiculite, lorsqu'il dit : «Dans beaucoup de cas, le tissu de l'ovaire est pris dans toute son épaisseur, mais il est possible que l'inflammation se limite à une vésicule et se termine par un abcès circonscrit.»

«Ou bien, dit encore Ashwell, la paroi propre de la vésicule enflammée s'épaissit et se charge de concrétion de couleur et de consistance variables.

«Il n'est pas douteux que beaucoup de ces maladies de l'ovaire, qui se terminent plus ou moins rapidement par la désorganisation complète de l'organe, n'aient leur point de départ dans une inflammation d'une vésicule de Graaf.»

Dans une observation d'hématocèle péri-utérine, rapportée par M. Bernutz (1) :

Observation XVI.

L'ovaire gauche avait acquis le volume d'un gros œuf de poule, était noir, enflammé, et présentait une scissure profonde de laquelle sortait, par la pression, un sang noir, semblable à celui épanché dans le ventre. Le tissu parenchymateux de cet ovaire res-

(1) Bernutz et Goupil. Clinique des maladies des femmes, t. Ier, p. 395.

(2) Ashwell. On diseases of Women (1846), p. 625.

semblait parfaitement à celui de la rate d'un individu mort de scorbut. L'autre ovaire était sain.]

C'est là un bel exemple d'ovarite parenchymateuse. Nous en trouvons encore, dans le mémoire de M. Chéreau, un autre emprunté à Dance, et dans lequel la maladie paraît surtout avoir affecté le parenchyme de l'ovaire.

Observation XVII.

Une femme, âgée de 30 ans, enceinte pour la deuxième fois, fut prise, un mois avant terme, d'une toux fatigante, et, trois ou quatre jours avant d'accoucher, de vomissements verdâtres abondants. L'accouchement fut long et laborieux. Le lendemain, vomissements répétés, coliques, tranchées suivies de l'évacuation de quelques caillots de sang par la vulve; abdomen devenu sensible à la pression, dur et tendu à l'hypogastre, et offrant une fluctuation évidente. Mort en trente-six heures. A l'autopsie, on trouva plusieurs pintes de sérosité fortement sanguinolente, mais sans mélange de caillots sanguins dans le péritoine, qui n'était point recouvert de fausses membranes. La cavité de la matrice, non revenue sur elle-même, présentait supérieurement, et dans une étendue égale à la paume de la main, des cotylédons sous forme de végétations noirâtres et imprégnées de sang, répondant à l'insertion du placenta. L'ovaire du côté droit avait un volume égal à celui du poing; sa couleur était noire, tant en dehors qu'en dedans; sa substance ressemblait exactement à celle de la rate; la pression en faisait découler une grande quantité de sang contenu dans les vacuoles de son tissu. La trompe du même côté était, vers le milieu de sa longueur, dilatée en forme de kyste, de manière à contenir un gros œuf de poule; ce kyste, à parois lisses et minces, était rempli de sérosité sanguinolente; il n'offrait point de traces de déchirures; le pavillon de cette trompe était engorgé et pénétré de sang; l'ovaire et la trompe du côté gauche n'offraient rien de particulier (1).

(1) Observation rapportée par Dance. Arch. gén. de médecine, p. X, XI p. 217.

Mais, nous le répétons, il est rare que l'on trouve aussi facilement la localisation de la maladie, et l'on peut dire d'une manière générale, avec M. Hirtz, (1) que :

«Il arrive pour l'ovaire ce qui arrive pour le poumon, à savoir : que, de même qu'il y a presque toujours pleuro-pneumonie, de même il y a presque toujours ovarite capsulo-parenchymateuse.»

Dans le cas suivant, observé par M. Béhier (2), tous les éléments de l'ovaire étaient altérés (obs. 18).

Observation XVIII.

Femme morte six jours après l'accouchement (forceps) (3).

Il existe une péritonite généralisée, plus intense dans le petit bassin. L'abdomen renferme une grande quantité de liquide et des flocons purulents. L'ovaire droit est volumineux ; il a 9 centimètres de longueur, 5 de hauteur et 4 en épaisseur ; il est recouvert d'une fausse membrane épaisse ; au-dessous d'elle, la tunique externe est injectée et tomenteuse. A l'intérieur, le tissu ovarique est d'un jaune ocré marbré de rouge, de consistance médiocre, quoiqu'il soit dense. On ne peut mieux le comparer qu'au tissu du poumon dans la pneumonie au troisième degré ; on y rencontre, de distance en distance, de petites loges remplies de sérosité et entourées d'une injection circulaire offrant plusieurs zones. L'apparence de la coupe est comme réticulée, et, de même que pour l'hépatisation au troisième degré, malgré la densité apparente du tissu, le doigt le pénètre avec facilité, et c'est du pus qui s'échappe à la pression des mailles de l'organe. La trompe de ce côté ne présente rien de particulier. L'ovaire gauche a les dimensions ordinaires ; il est légèrement infiltré de sérosité. L'utérus mesure 9 centimètres sur 9. Du côté droit, les veines superficielles de cet organe, celles de la trompe

(1) Hirtz. Des maladies des ovaires. Thèse de Strasbourg, 1841, p. 19.

(2) Clinique médicale, t. I, p. 644.

(1) Behier, obs. 18, p. 644.

et du ligament large, sont gorgées de sang, mais elles ne contiennent pas de pus. Les veines ovariques et celles de la trompe de ce côté droit contiennent du pus qui les distend, etc.

Concluons donc que les observations que nous possédons jusqu'à présent ne permettent point d'établir des formes histologiques de l'ovarite, et que nous devons chercher une autre division de lésions anatomiques.

Cette division, nous la trouvons toute faite dans les auteurs. M. Chéreau (p. 148) a donné, d'après les travaux de de MM. Lœwenhardt, Seymour, Schœinlein, Baudelocqe, Lobernheim, Velpeau, Boivin et Dugès, une bonne description que nous suivrons à peu près. Elle est basée exclusivement sur le degré plus ou moius avancé des lésions.

Dans un premier degré, l'ovaire, légèrement augmenté de volume, est rénitent, élastique, sa surface est lisse, polie, recouverte d'arborisations plus ou moins fines. A la coupe, il s'écoule une quantité variable de sang et de liquides infiltrant le tissu propre de l'ovaire. Les vésicules sont souvent développées, remplies tantôt d'un liquide assez transparent, tantôt et plus souvent de sérosité sanguinolente ou de sang. La vascularisation de l'ovaire est surtout marquée au voisinage de ces vésicules : « La vitalité des ovaires se concentrait autour de ces germes. C'est donc sur ce point que la cause excitante de l'inflammation a plus de prise et manifeste plus promptement et plus efficacement ses effets. » (Chéreau). On trouve assez souvent, en même temps, une vascularisation de l'oviducte dont l'extrémité frangée, gorgée de sang, est plus rapprochée de l'ovaire. Il peut aussi y avoir quelques fausses membranes sur l'ovaire.

Les exemples de ce premier degré de l'ovarite ne sont pas communs. Il est rare, en effet, que la malade meure dans ces cas. Nous avons rapporté plus haut quelques faits que l'on peut cependant y rattacher. Dans une observation de M. Siredey (tuberculisation des plèvres, des poumons, du péritoine, des trompes) :

Observation XIX.

L'ovaire gauche a conservé son volume normal; il est criblé de cicatrices déprimées et mesure 35 millimètres sur 15; son parenchyme est pâle et les follicules sont peu nombreux. L'ovaire droit est en contact avec le plancher du bassin; son tissu est mou, injecté, renferme très-peu de vésicules, et est entouré d'un grand nombre de vaisseaux dilatés.

Dans le deuxième degré, le volume de l'ovaire est plus ou moins augmenté. Il n'est pas rare de le voir égaler celui d'un œuf de poule.

Le tissu de l'ovaire est mou, friable, souvent comparable à celui de la rate (V. obs. de Bernutz, plus haut). D'autres fois il est parsemé de petits épanchements sanguins, comme dans le cas suivant :

Observation XX.

Inflammation puerpérale des ligaments larges chez une femme de 22 ans. Les ovaires ont tous deux le volume d'une noix environ; ils sont parsemés, à la périphérie, de taches noirâtres, ecchymotiques, qui les font ressembler, de loin, à deux énormes framboises. Ils ne contiennent à l'intérieur ni pus ni sang, mais l'hyperplasie de leur tissu est incontestable.

C'est là une de ces formes d'ovarite subaiguë, et si la malade n'était morte avec d'autres lésions péritonéales, il est probable que l'ovarite se serait terminée par une atrophie de l'organe comparable à la cirrhose du foie.

Le troisième degré est caractérisé par la suppuration. Tantôt le pus est contenu dans une ou plusieurs petites poches qui peuveut avoir été, au début, des vésicules. Ce serait même, pour Négrier, le cas le plus ordinaire; tantôt le pus est encore collecté, mais ne forme plus de petits abcès disséminés. il comprend la plus grande partie ou la totalité de l'ovaire. Enfin, dans certains cas, le pus est infiltré entre les mailles du tissu ovarien. Il peut du reste, alors, se collecter consécutivement. Dans tous les cas, d'ailleurs, le tissu de l'ovaire qui entoure les abcès est lui-même plus ou moins altéré, et l'on trouve aussi souvent, on pourrait presque dire constamment, de fausses membranes péritonéales.

Les observations suivantes sont de exemples de ces diverses formes d'abcès.

Observation XXI (1).

L'ovaire droit, du volume d'un œuf de pigeon, ramolli, grisâtre à la coupe, est tigré de points purulents au nombre de sept ou huit, et dont le diamètre varie depuis celui d'une grosse tête d'épingle à celui d'une lentille. Il est recouvert de fausses membranes denses en voie d'organisation. L'ovaire droit, quoique volumineux et contenant deux ou trois petits foyers purulents, est libre et flottant.

Observation XXII (2).

L'ovaire droit, du volume d'un œuf de pigeon, renferme deux foyers purulents, l'un du diamètre d'une petite noix, à cavité régulière, parfaitement circonscrite et remplie par un pus jaunâtre et phlegmoneux; l'autre, gros comme un pois, et contenant un liquide purulent tout à fait semblable. Le reste du tissu ovarique est violacé, gris bleuâtre, manifestement hypertrophié.

Observation XXIII (3).

Inflammation péri-utérine, suite de couches. L'ovaire du côté droit était allongé, aplati, son tissu décoloré et augmenté de con-

(1) Hervieux. Traité des mal. puerpérales, t. I, obs. 57, p. 514.
(2) Hervieux, obs. 16, p. 668.
(3) Aran, obs. 16, p. 663.

sistance. L'ovaire gauche était revêtu, à l'extérieur, par une fausse membrane épaisse de plus de 2 milimètres; il était situé au dehors de l'utérus, un peu bas et en arrière; son pédicule avait à peine 1 centimètre de long. Sa forme était celle d'une pomme d'api; il contenait dans son intérieur une cuillerée environ d'un pus phlegmoneux liquide; la face interne de la cavité de l'abcès était doublée par une fausse membrane épaisse de plus de 1 millimètre qui adhérait faiblement, et au-dessous de laquelle la paroi ovarique offrait des arborisations vasculaires extrêmement serrées; la fausse membrane offrait elle-même quelques taches ecchymotiques; la trompe gauche, peu dilatée, ne contenait pas de pus.

Dans certains cas, l'abcès présentait un volume considérable; on l'a vu égaler celui de la tête d'un enfant (Portal), d'un adulte (Haller), ou même davantage. Tel est le cas suivant rapporté par Bonnet (1) :

Observation XXIV.

« Fœmina 56 annorum ascite laborans cum gravitate et tumore « duro ad regionem uteri..... Abdomine aperto, effluxerunt cir- « citer 40 mensuræ aquæ sat limpidæ... Testiculus dexter tantæ ma- « gnitudinis ut caput infantis æquaverat; sectus ingentem co- « piam puris exhibuit. »

Le fait suivant est intéressant par la rapidité avec laquelle se développa la suppuration (2) :

Observation XXV.

Une femme s'étant mise au lit pendant quelques heures dans des draps humides au moment où elle avait ses règles, fut saisie d'une violente douleur dans la région iliaque droite. En quatre jours, elle mourut. A l'autopsie, on trouva l'utérus gros et mollasse, mais ne présentant pas d'inflammation; l'ovaire gauche était, au contraire, le siége d'une inflammation des plus intenses; il contenait du pus et était presque complétement désorganisé.

(1) Sepulchretum, t. II, lib. III, obs. 77.
(2) Ashwell. On diseases of Women, p. 926.

Le quatrième degré n'est que l'exagération de la suppuration diffuse : «Le stroma de l'ovaire est converti en une matière sanieuse, grisâtre ou vineuse, presque diffluente, qui approche beaucoup de la gangrène, ou qui n'est même peut-être que la mort du tissu ovarien» (Chéreau).

Murat (Dictionnaire des sciences médicales, t. XXXIX) rapporte, d'après Bautzenam, l'histoire d'une dame à l'autopsie de laquelle on trouva l'ovaire droit, en pourriture, déchiré (Chéreau, p. 172).

Observation XXVI.

En 1829, sur une fille morte à l'Hôtel-Dieu d'une inflammation des organes génitaux internes et du péritoine, Montaut (*Nouvelle bibliothèque médicale*, 1828, t. IV) a constaté que l'ovaire était infiltré d'un liquide séro-purulent, et qu'il était en même temps plus friable, que le ramollissement était complet.—M. Cruveilhier attribue cet état à l'infiltration séreuse de l'ovaire.

L'observation suivante (1) est intéressante, moins peut-être par la nature des lésions que par la manière dont est survenue la mort. Il eût fallu cependant, pour qu'elle eût une valeur sérieuse, que l'on eût quelques renseignements sur l'état antérieur de la femme :

Observation XXVII.

Mort subite par insolation, survenue chez une femme pendant la période menstruelle, mais dont le flux ne s'était pas encore produit au dehors. — Congestion intense de tous les organes génitaux. — Tuméfaction de l'utérus et dilatation de sa cavité, qui

(1) Boinet. Traité des maladies de l'ovaire (p. 51), reproduite de Heinkuchl (journal de Hufeland), par Bernutz, dans la clinique, t. I, p. 391.

contenait une certaine quantité de sang. Adhérence de la trompe droite à l'ovaire correspondant. Défaut de rapport de la trompe gauche et de l'ovaire correspondant, qui présente une déchirure pathologique. Présence de 2 onces de sang dans le bassin.

Trois journaliers occupés, sur différents points, à récolter du foin pendant des journées où, au soleil, le thermomètre Réaumur marquait 40 degrés, moururent subitement... Selon ce que disent les témoins oculaires, les deux premiers n'auraient quitté leur travail que cinq minutes avant leur décès; ils auraient tourné circulairement, en mettant les mains en avant, comme s'ils eussent été privés de la vue, et auraient expiré au moment où ils auraient eu l'air de s'asseoir.

L'individu qui mourut le premier était un homme. Le second individu mourut le 7 juillet; c'était une femme de 21 ans. Son cadavre fut examiné le 8 au matin. Il était robuste et fortement musclé; toutes les articulations étaient complétement raides; il y avait sur le dos et sur la face des taches livides, et déjà l'odeur de la putréfaction commençait à se manifester.

Le bas-ventre était ballonné, lisse et sans tache... Suit une description circonstanciée de l'état des parties génitales, de laquelle il résulte qu'il y avait un écoulement de nature à faire supposer qu'il existait une dégénérescence morbide de l'excrétion menstruelle.

A l'ouverture du thorax, le volume du cœur était naturel; le ventricule droit, un peu distendu, était rempli d'un sang noir et liquide; le ventricule gauche était contracté et vide.

A l'ouverture du ventre, il se répandit une odeur infecte. Les intestins étaient remplis de gaz; leurs circonvolutions, logées dans le bassin, présentaient des taches rouges. La portion intestinale qui avoisinait la vésicule du fiel était teinte en jaune. La vésicule du fiel ne contenait qu'une petite quantité de bile naturelle.

Tous les autres viscères étaient sains, à l'exception de ceux qui concourent à la génération.

Le fond de la matrice offrait une rougeur intense. L'ovaire gauche était noir, gangrené et à moitié détruit; l'ovaire droit, fortement enflammé, avait contracté des adhérences avec la trompe de Fallope et le péritoine; ses vésicules étaient remplies d'un sang noir et coagulé. La cavité utérine contenait un peu de sang liquide; : l'enleva avec une éponge; mais il suffit de comprimer les parois de la matrice pour en voir reparaître une nouvelle quantité par une infinité d'orifices vasculaires. On obtint en outre, en comprimant le col et l'orifice utérin, une matière grasse, jaunâtre, en tout semblable à l'enduit dont étaient couverts le vagin et les grandes lèvres. Les diamètres de la cavité utérine étaient beaucoup plus considérables que dans l'état naturel, et la forme de l'utérus, loin d'être aplatie, présentait plutôt celle d'une poire. On trouvait dans la cavité du bassin deux onces de sang.

Lésions concomitantes. — Nous avons déjà parlé des fausses membranes péritonéales et des adhérences qui sont, en somme, une des lésions constituantes de l'ovarite. En effet, dit M. Béhier (1), «la portion séreuse peut être seule lésée; on voit les ovaires coiffés d'une espèce d'enveloppe pseudo-membraneuse dont l'étendue et l'épaisseur sont variables, etc.» Ces adhérences peuvent amener consécutivement des troubles de la menstruation, ainsi que nous l'avons déjà dit. Mais il est encore une conséquence pratique que nous devons signaler. Dans l'ovarite, il est ordinairement facile de trouver l'ovaire par le toucher rectal, précisément à cause de ces adhérences qui le fixent dans le fond du cul-de-sac péritonéal.

Observation XXVIII.

Dans un cas où l'ovaire avait atteint le volume d'une petite orange et était plein de pus, le toucher pratiqué encore sur le cadavre ne donnait rien. A l'autopsie, on trouva qu'il n'existait aucune adhérence; l'organe fuyait sous le doigt. (Siredey, p. 74.)

Nous devons mentionner encore la fréquence des lésions de l'ovaire et des lymphatiques surtout dans les cas d'ovarite puerpérale (2).

L'ovarite est rarement double, et il résulte des statistiques

(1) Boivin et Dugès, Cruveilhier, Béhier, Thierry, etc.
(2) Clinique médicale, t. I, p. 515.

qu'elle est beaucoup plus fréquente à gauche. Ainsi sur 40 cas elle occupait les deux ovaires 4 fois, l'ovaire droit 11 fois, et le gauche 25 fois (Chéreau, p. 155). Cependant, d'après M. Béhier, ce serait un rapport inverse. Sur 433 autopsies de femmes mortes d'accidents puerpéraux, ce médecin a trouvé 75 fois les ovaires notablement altérés; 39 fois les deux ovaires étaient pris, 36 fois un seul. Sur 18 de ces derniers cas, la lésion siégeait 10 fois à droite et 8 fois à gauche.

Il nous reste maintenant à traiter une question que nous aurions peut-être dû placer ailleurs; mais nous avons préféré l'aborder ici, parce qu'elle est surtout basée sur des recherches anatomo-pathologiques. Quelles sont les terminaisons de l'ovarite?

Lorsque la maladie est à un degré peu avancé, et surtout dans les formes non puerpérales de la maladie, la *résolution* peut avoir lieu; mais, en raison des difficultés que présente le diagnostic de l'ovarite, on ne peut guère connaître d'une façon précise la fréquence de cette terminaison. Si la maladie suit sa marche, l'ovaire suppure, comme nous l'avons vu plus haut. Mais l'abcès formé, que devient-il?

Il peut s'ouvrir dans le péritoine et occasionner une mort subite.

C'est ce qui arriva dans le cas suivant, observé à Guy's Hospital, dans le service de M. Bright, pendant l'automne de 1823 (1):

Observation XXIX.

La malade, jeune femme de la classe la plus malheureuse, était dans un état d'émaciation extrême, avec un pouls très-fréquent et très-faible; la langue rouge; il y avait insomnie continuelle. Elle

(1) Ashwell. On diseases of Women, p. 630, et Seymour. On diseases of the ovaria, p. 38.

était affectée d'une diarrhée que rien ne pouvait arrêter, et, depuis quelques jours, vomissait tout ce qu'elle prenait. Les règles étaient supprimées. Ce cas fit une impression considérable sur mon esprit, à cause de l'extrême émaciation et de la diarrhée colliquative se montrant alors qu'on n'observait aucun symptôme de maladie du poumon ou de l'intestin. Après un séjour de deux mois à l'hôpital, elle ressentit tout d'un coup, dans l'abdomen, une douleur des plus aiguës, et mourut en quelques heures.

A l'autopsie, la mort parut avoir été le résultat de l'irruption, dans le péritoine, d'une grande quantité de pus qui provenait d'un abcès de l'ovaire droit. Cet abcès dépendait lui-même de la suppuration de cet organe, et ressemblait à tous égards aux abcès phlegmoneux qu'on observe partout ailleurs.

D'autres fois, soit qu'il y ait déjà des adhérences, soit que la déchirure de l'abcès soit très-minime et se fasse lentement, le pus s'enkyste dans la cavité péritonéale et peut même former une collection qui proémine au dehors.

Observation XXX.

Dans un cas qui fut suivi de mort, les appendices utérins, agglutinés ensemble, avaient contracté des adhérences avec le péritoine au pourtour du bassin. L'inflammation s'était étendue au tissu cellulaire sous-péritonéal, et avait donné naissance à une collection purulente, laquelle, siégeant sur le trajet des muscles psoas et iliaque, simulait un abcès lombaire (1).

L'abcès, pour s'échapper au dehors, peut suivre les voies les plus diverses. Tantôt il proémine dans la région iliaque et s'ouvre en ce point, s'il n'est ouvert par le chirurgien, tantôt il suit le canal inguinal, le canal crural, etc.

Observation XXXI.

Chez trois malades qui finirent par guérir, dit Lee, la matière

(1) Lee-Researches on the pathology and Treatment of the diseases of Women. Lond., 1833.

purulente sécrétée au pourtour du bassin s'était frayé une voie au-dessous du ligament de Poupart, à la partie supérieure de la cuisse, et s'échappa au dehors, après avoir ulcéré les téguments en cet endroit. Dans tous ces cas, nous observâmes une contraction de la cuisse sur le bassin qui dura plusieurs mois.

Observation XXXII.

Chez une malade, dit le même auteur, l'ovaire était converti en un large kyste contenant du pus, lequel kyste avait contracté des adhérences avec les parois abdominales qui, s'étant ulcérées en ce point, avaient donné issue à la matière.

Observation XXXIII (1).

Au mois de juin 1844, je fus demandé par M. Watt pour visiter une jeune dame, accouchée pour la première fois environ trois semaines auparavant. Le travail n'avait rien présenté de particulier, l'enfant était sain, la sécrétion lactée se faisait bien. Dès le début cependant et même avant la délivrance elle avait accusé une douleur dans la région utérine, et plus spécialement juste au-dessus du pubis dans la fosse iliaque droite. Les symptômes devinrent bientôt plus aigus, la douleur augmenta d'intensité de façon à empêcher le sommeil ; le pouls monta à 140. La miction et la défécation déterminaient une douleur exquise; à plusieurs reprises on fut obligé de la sonder. Il ne paraissait pas y avoir de menace de péritonite généralisée, la maladie semblant confinée dans l'utérus et ses annexes. Je vis madame B... pour la première fois de bon matin : elle était très-émaciée, sans sommeil, très-irritable ; je trouvai le pouls à 120 dépressible ; la peau douce et moite ; la malade était fort inquiète de son état. Dans le côté gauche de l'abdomen la pression était bien supportée, mais à droite, juste au-dessus de la symphyse, la palpation la plus légère déterminait une douleur vive. Dans la fosse iliaque droite, il y avait de la tuméfaction mais sans fluctuation. Là aussi les doigts pouvaient à peine

(1) Ashwell, p. 631.

être supportés. La malade avait eu des frissons et de la fièvre, le jour et surtout la nuit. L'orifice utérin et le col étaient entr'ouverts et quelque peu plus larges qu'à l'état normal, mais non malades; la sécrétion muqueuse vaginale n'était pas plus abondante qu'elle ne l'est ordinairement à cette époque de la puerpéralité. La pression dans le fond du vagin et sur le côté droit déterminait une grande douleur, et par le toucher rectal, je reconnus que l'ovaire était évidemment augmenté de volume. Dans ces circonstances, il était difficile de ne pas croire à un abcès du bassin et même on pouvait le localiser dans la région de l'ovaire droit.

. . . .

Le 30 juin, M. Watt m'informa qu'il avait quelques jours auparavant ouvert un vaste abcès dans la région iliaque droite. Elle resta encore quelque temps très-déprimée de façon à inspirer quelques craintes. Pourtant au moment où je reçus ces nouvelles, elle allait mieux. La plaie donnait issue à un pus de bonne nature, la sensibilité des parties voisines disparaissait, l'appétit revenait et elle pouvait dormir sans opiacés.

Le plus ordinairement le pus s'ouvre dans une des portions du tube digestif, quelquefois dans l'intestin grêle ou le cæcum. Dupuytren l'a observé dans un cas, et M. Bernutz rapporte dans sa clinique (t. II, p. 279) un exemple où un abcès de la fosse iliaque droite (l'ovaire n'a pas été examiné) s'était ouvert dans le cæcum. Plus souvent l'abcès s'ouvre dans le côlon descendant et surtout dans le rectum. Ces cas sont certainement les plus favorables. Boivin et Dugès en ont observé. Le fait suivant, rapporté par Dalmas et Andral (1) est intéressant par la précision des détails :

Observation XXXIV.

Abdomen. — Le foie adhérait par un tissu cellulaire dense et serré à la partie abdominale. C'était la trace d'une ancienne péri-

(1) Journal hebdomadaire, 1828. t. I, p. 114, et Bernutz, loc. cit. t. II, p. 264.

tonite qui ne pouvait avoir eu aucune part aux phénomènes dela dernière maladie. Les organes contenus dans le petit bassin, le canal intestinal dans sa moitié inférieure, et le péritoine étaient le siége d'altérations nombreuses et profondes que nous allons décrire successivement.

Il y avait eu péritonite : on le reconnaissait à un épanchement séro-purulent considérable, mêlé de flocons albumineux. Dans plusieurs points, des fausses membranes récentes réunissaient lâchement diverses anses intestinales; mais dans la fosse iliaque gauche, ces adhérences avaient plus de solidité; en les examinant attentivement, on y apercevait un commencement d'organisation; elles étaient celluleuses, parcourues par de nombreux filaments vasculaires. Après avoir parcouru celles qui n'offraient pas trop de résistance, on en trouvait d'autres qui réunissaient intimement l'intestin-rectum avec une tumeur placée sur le côté gauche de l'utérus.

Nulle part, sur les anses des intestins, non plus que sur la tumeur, on n'aperçut de déchirure, ni de solution de continuité; mais le rectum, incisé par le bord opposé à celui où il adhérait à la tumeur, offrit à sa surface interne une perforation circulaire, capable d'admettre tout au plus un tuyau de plume, et par laquelle il communiquait avec la tumeur ou poche indiquée. On s'en assura mieux encore en comprimant légèrement cette dernière; le liquide purulent qu'elle contenait passa sur-le-champ dans la cavité intestinale. C'est à cette communication que correspondaient les adhérences les plus intimes; elle était placée à peu près au niveau du détroit supérieur du petit bassin, sur la symphyse sacro-iliaque gauche; et, plus tard, quand le gros intestin fut détaché, on constata que cette communication était à 8 pouces de l'anus, à l'extrémité supérieure du rectum ou à l'extrémité inférieure du côlon gauche. Quant à la tumeur, ainsi ouverte dans l'intestin, elle était alors molle, ridée, sans autre ouverture à sa surface libre; elle se prolongeait dans le petit bassin dont elle occupait le quart postérieur gauche; elle soulevait et refoulait le rectum en haut et à droite, de manière à lui donner la forme d'un arc de cercle dans la concavité duquel elle était logée. Sur son côté supérieur et interne, tout près de la matrice, on distinguait la portion utérine de la trompe; mais à un pouce en dehors, tout paraissait confondu.

Du côté droit, on voyait qu'il existait des désordres du même genre, seulement moins avancés. La trompe était plus volumineuse et plus considérable que celle du côté opposé, et elle était soulevée par une tumeur qui paraissait être l'ovaire.

Ces altérations ayant besoin d'être mieux constatées, on enleva la pièce pour l'examiner plus en détail et l'on reconnut que la tumeur, ouverte dans le rectum et située sur le côté gauche de la matrice, qui offrait à son sommet la partie interne de la trompe gauche, n'était autre que cette trompe elle-même considérablement dilatée, enflammée et suppurée. La cavité de la portion encore reconnaissable à sa forme flexueuse, communiquait évidemment avec celle de la poche, non pas par un petit pertuis, par une fente, mais par un élargissement progressif, quoique rapide de la trompe; d'ailleurs la continuité de la membrane noirâtre de la portion non dilatée avec celle qui tapissait la poche était évidente. Enfin, derrière ce vaste foyer, nous retrouvâmes une tumeur moins considérable, du volume d'une noix, à parois manifestement fibreuses, de la couleur et de l'aspect que l'on connaît à l'ovaire. A l'ouverture, il s'en écoula un pus de bonne nature, qui n'avait aucune communication avec celui qui restait encore dans la tumeur par la trompe.

A droite, il existait une disposition en quelque sorte inverse. La trompe était bien, comme à gauche, enflammée et suppurée comme à gauche, elle s'élargissait progressivement de l'utérus vers son pavillon, et là, il y avait, comme à gauche encore, une collection purulente. Mais ici, c'était l'ovaire qui était le plus profondément affecté; c'était lui, et non pas la trompe, qui formait tumeur. Cette tumeur, renfermée tout entière dans le petit bassin, avait le volume d'un gros œuf de poule; elle était pleine d'un pus verdâtre, sans odeur, homogène et un peu épais. Les parois étaient comme celles de la petite tumeur, du côté opposé, blanchâtres et fibro-celluleuses. Tel était l'état du péritoine et de l'appareil sexuel. La matrice et la vessie ne nous offrirent rien de remarquable, mais il n'en était pas de même des intestins.

Nous avons déjà parlé de la communication établie entre le rectum et la trompe gauche, nous avons à revenir maintenant sur la compression et sur l'inflammation vive dont il était le siége, ainsi que le reste du gros intestin et une portion de l'iléum.

Quant à la compression, elle existait en plusieurs points de la longueur du rectum : là où il adhérait à la trompe dilatée, j'ai dit qu'il y avait déplacement, refoulement en haut et à droite. Cet aplatissement devait avoir gêné la circulation des matières fécales ; mais il n'existait pas seul : dans le petit bassin même, entre les deux tumeurs formées par la trompe gauche et par l'ovaire droit, le rectum était manifestement resserré, retréci et, au delà, près de l'anus, considérablement dilaté.

L'inflammation de la membrane muqueuse du gros intestin et d'une portion du petit était incontestable ; elle offrait les caractères suivants : 1° rougeur générale due à la réplétion des plus petits vaisseaux et allant jusqu'au brun-noir, là où la muqueuse est adossée à elle-même, comme dans les plis, les rides, les valvules ; 2° ulcérations nombreuses, faites les unes comme avec un emporte-pièce, les autres comme par usure, plus rares à mesure qu'on remonte de l'anus vers la valvule iléo-cæcale ; 3° facilité à rompre les parois intestinales en travers ; plaques folliculeuses considérablement développées et matières liquides abondantes.

L'ouverture dans la vessie, considérée comme fort douteuse par M. Bernutz (t. II, p. 264), n'est pas cependant très-rare. Elle ne peut être contestée dans le fait suivant : (1).

Observation XXXV.

Une dame se plaignait depuis longtemps de douleurs considérables dans la région lombaire droite ; elle rendait du pus par les urines. On ne doutait pas que le rein droit ne fût en suppuration. La malade mourut. On trouva le rein dans l'état naturel, l'ovaire du même côté adhérait au fond de la vessie ; ce fond était percé, l'ouverture pénétrait dans l'ovaire qui était en suppuration. Le pus coulait dans la vessie.

On a signalé aussi l'ouverture dans le vagin, et les auteurs en citent un certain nombre d'exemples. Il est plus rare que l'abcès s'écoule par l'utérus, et alors il peut y avoir une perte de substance entre l'ovaire et l'utérus comme dans le cas rap-

(1) Rapporté par Murat d'après une communication à l'Académie de chirurgie, 1753.

porté par Boivin et Dugès, ou bien l'écoulement se fait par l'intermédiaire de la trompe. Nous lisons en effet, dans l'article de Velpeau (Dict. en 30 vol., t. XXII, p. 572) : «Chambon (Traité des maladies des femmes) a vu deux femmes qui avaient éprouvé une ovarite terminée par suppuration, présenter à différents intervalles un écoulement par la trompe utérine; mais, malgré toute l'attention que ce praticien dit avoir mise dans l'exploration de ces malades, il y a tout lieu de penser qu'il s'agissait, dans les cas qu'il rapporte, de communications entre le kyste et le vagin. Cependant un abcès formé par un kyste stéatomateux se vidait par cette voie chez une religieuse dont on put faire l'ouverture.

Voici cette observation curieuse (1) :

Observation XXXVI.

Elle a trait à une religieuse qui n'avait jamais été réglée, et qui, s'étant suicidée, offrit à l'autopsie l'ovaire droit, du volume d'un poing, renfermant du pus et un amas de poils empâtés avec une espèce de suif, l'extrémité de la trompe y étant engagée comme enfermée ; et le pus s'échappait ainsi par la trompe dans l'intérieur de l'utérus et de là dans le vagin. L'ovaire gauche était également désorganisé, ce qui explique, pour le dire en passant, l'absence des règles pendant la vie.

Le *ramollissement*, qui est une des terminaisons signalées par les auteurs, est bien difficile à distinguer du quatrième degré des lésions que nous avons décrites plus haut. Qu'il nous suffise de citer le fait suivant, donné par Seymour (2), comme un exemple de ramollissement :

Observation XXXVII.

J'ai récemment observé un cas dans lequel la mort survint trois jours après la délivrance à la suite d'une métrite. Le tissu cellu-

(1) Mémoire de l'Académie des sciences, 1700.
(2) Seymour. On diseases of the ovaria, p. 38.

laire sous-péritonéal qui entoure l'utérus et celui qui double le bassin était envahi par une suppuration diffuse ; les vaisseaux absorbants remplis de pus pouvaient être suivis jusqu'au diaphragme. L'ovaire était dans un état de ramollissement extrême, et présentait l'aspect d'une pulpe vasculaire, mais il ne contenait point de pus.

De même une des observations que nous avons rapportée plus haut serait à peu près aussi bien placée ici.

La même réflexion est applicable à la *gangrène*, qui a dû être admise plus d'une fois dans des cas de suppuration de l'ovaire.

Dans tous ces cas d'ailleurs, et sans parler des complications éloignées, la mort peut arriver par une *infection purulente*, une *infection putride*, ou par l'épuisement qu'amène la suppuration. C'est surtout à ces cas que s'applique la dénomination de *phthisie ovarique*.

Enfin l'ovarite peut se terminer par une *atrophie* de l'organe ou par une *transformation kystique*. Nous en avons déjà parlé ; nous n'y reviendrons pas.

CHAPITRE III

ÉTIOLOGIE ET PATHOGÉNIE

La connaissance des causes qui peuvent déterminer l'inflammation aiguë de l'ovaire est de date récente. Il est vrai de dire que déjà en 1746, Antoine de Jussieu, Albert de Villars et Fontaine avaient observé l'ovarite puerpérale, mais avec participation de l'inflammation des organes environnants et en particulier du péritoine pelvien. Plus tard, le docteur Louis Kruger de Gottingue, dans une thèse importante publiée en 1782 (1) eut le mérite de circonscrire la question, et d'étudier la phlegmasie isolée des ovaires. Pour lui, les accouchements, les avortements, les troubles menstruels étaient les causes les plus fréquentes de cette affection. Après Kruger vint Detharding, Motz d'Iéna (1) qui ne fit que répéter ce qu'avait dit le premier auteur. Depuis cette époque, et après les écrits de Hunter sur l'ovarite puerpérale, beaucoup d'ouvrages furent publiés sur cette matière. Ne voulant pas sortir des limites que nous avons assignées nous-même à notre travail, nous ferons une revue très-rapide des différents auteurs qui ont traité ce sujet. Nous citerons Clarus (1812), Rücker (1815), P. Franck (1818), Murat (1819), Carus (1828), Baudelocque (1830), Sobernheim (1833); Lee, pour arriver à Boivin et Dugès qui, en 1833, dans leur Traité pratique des

(1) Dissertatio inauguralis medica sistens pathologians ovariorum muliebrium Gottingue (1782).

(1) De structura, usu, et morb. ovariorum Iena, 1790.

maladies de l'utérus et de ses annexes, ne mentionnent surtout que l'ovarite puerpérale, comme on peut le voir par ces lignes : « A peine (page 566) pourrait-on citer un exemple « bien avéré d'inflammation aiguë de l'ovaire, hors l'état de « grossesse ou de couches. »

Sans contester la fréquence de cette cause, on ne pouvait cependant pas dire que ce fût la seule qui présidât à la production de l'ovarite aiguë. Depuis longtemps déjà, les auteurs anciens avaient parlé des analogies qui existent entre les testicules et les ovaires appelés les testicules de la femme (testes muliebres) et transportant les analogies anatomo-physiologiques dans le domaine de la pathologie, ils n'avaient pas manqué de chercher l'ovarite dans tous les cas où l'orchite symptomatique était signalée. Déjà Borsieri avait noté des métastases sur les testicules dans les oreillons, affection que Morton n'avait pas craint d'appeler la *febris testicularis*. C'est ainsi qu'on fut amené à admettre plus tard l'existence possible d'une *ovarite ourleuse*. Nous verrons plus loin cependant que les cas cités dans la science sont rares et contestables. Plus tard nous verrons aussi en 1859 M. Béraud appeler l'attention des médecins sur une complication jusqu'alors inconnue, l'orchite varioleuse, et rapporter 3 cas d'ovarite dans la variole.

Depuis longtemps aussi, l'orchite blennorrhagique avait été signalée, et l'on pouvait se demander à priori si la blennorrhagie ne pourrait pas avoir la même action sur les ovaires. C'est alors que Ricord en 1833, publia dans le *Journal des connaissances médico-chirurgicales* deux observations d'ovarite blennorrhagique. Depuis, bien des faits semblables ont été cités, et, comme nous le verrons, ce n'est plus son existence, c'est sa fréquence qui est contestée par les divers auteurs.

Les déterminations rhumatismales se produisant sur les

séreuses, il n'est pas étonnant qu'on ait signalé des orchites, ou plutôt des vaginalites rhumatismales, et le Dr Bouisson dans une excellente leçon publiée en 1853 (1), en a cité un bon exemple que l'on ne peut révoquer en doute. De même aussi l'ovarite rhumatismale a été quelquefois observée et nous en rapporterons quelques exemples.

Ainsi jusqu'à présent, en nous fondant sur les analogies qui existent entre l'ovaire et le testicule, et en nous appuyant sur l'observation sévère des faits, nous avons déjà admis quatre espèces d'ovarites qui correspondent aux orchites, chez l'homme : 1° *les ovarites blennorrhagiques ;* 2° *les ovarites rhumatismales ;* 3° *les ovarites ourleuses ;* 4° *les ovarites varioleuses.* Nous ne faisons pas rentrer dans la catégorie des ovarites aiguës celles qui sont consécutives à la présence de dépôts tuberculeux ou cancéreux, ou encore de tumeurs syphilitiques, dans le tissu de l'ovaire. Car les poussées aiguës qui se peuvent produire dans cet organe aboutissent toujours dans ces cas à l'inflammation chronique. Nous laisserons donc de côté, comme ne se rapportant pas à notre sujet, les *ovarites diathésiques*, qu'elles soient tuberculeuses, cancéreuses ou syphilitiques. Ajoutons cependant une réflexion qui nous paraît avoir une grande valeur : de même qu'il ne faut pas confondre la laryngite des tuberculeux et la laryngite tuberculeuse, l'entérite des tuberculeux et l'entérite tuberculeuse, de même il faut séparer nettement l'ovarite tuberculeuse ou cancéreuse, etc., de l'ovarite des tuberculeux et des cancéreux. Dans ce dernier cas, l'inflammation aiguë de l'ovaire s'est manifestée seulement sous l'influence de la diathèse, de la maladie générale qui agit comme cause prédisposante en ne permettant pas à l'orga-

(1) Considérations sur l'orchite rhumatismale par M. Bouisson (Fallot-Raymond, in Revue thérapeutique du Midi, 13 juin 1853).

nisme affaibli et malade de réagir contre les causes occasionnelles des affections inflammatoires. Dans l'autre cas, à cette première cause s'en ajoute plus souvent une autre qui résulte de la présence irritante de corps étrangers dans un tissu.

Jusqu'ici, envisageant l'ovaire et le testicule comme deux organes analogues, nous avons pu signaler les causes communes qui favorisent leur inflammation aiguë.

Considérant maintenant l'ovaire comme propre à la femme, nous savons quel rôle important il joue dans la menstruation et la fécondation, et quelles applications pathologiques doivent nécessairement découler de son importance physiologique. Tous les mois, en effet, l'ovaire subit des changements profonds, il se congestionne, se vascularise, les vésicules de Graaf se distendent et se tuméfient. Il n'est donc pas étonnant que toute cause capable d'exagérer outre mesure cette activité circulatoire, ou d'arrêter brusquement l'évolution menstruelle puisse produire une congestion pathologique d'abord, une inflammation ensuite dans un organe si important. Sans partager toutes les idées d'Aran sur ce sujet, nous pensons cependant comme lui : « qu'il y a plus que de l'exagération à vouloir, comme on l'a fait dans ces derniers temps, localiser d'une manière presque générale les troubles du système utérin dans l'utérus proprement dit. Il est incontestable que souvent, très-souvent même, la lésion de l'utérus est, ou purement secondaire ou tout à fait insignifiante, alors qu'il existe des altérations bien autrement graves dans les trompes et surtout dans l'ovaire. Il convient donc de restituer à l'ovaire dans la pathologie utérine, une place que son importance physiologique aurait dû lui assurer, et que la difficulté d'en constater les lésions l'a probablement empêché d'obtenir » (1). Cette influence des maladies de l'ovaire sur celles de l'utérus

1) Aran. Leçons cliniques, page 95.

a été bien démontrée dans l'excellente thèse inaugurale de M. Siredey, sur *la fréquence des altérations des annexes ae l'utérus dans les affections dites utérines* (1860) où l'auteur établit par des exemples concluants que, dans l'affection inflammatoire appelée par lui *périmétrite* et qui siége dans les annexes et le péritoine pelvien, c'est le plus souvent l'ovaire qui est primitivement affecté. Nous verrons que les auteurs anglais font jouer également ce rôle important des maladies de l'ovaire sur celles de la matrice et que Simpson, Tilt, Churchill, etc., sont imbus de la même idée.

Par conséquent, beaucoup d'affections qui avaient été localisées seulement dans la matrice ou dans le péritoine pelvien, ont eu souvent leur point de départ dans l'ovaire, de sorte que beaucoup d'auteurs ont dû méconnaître ungrand nombre d'ovarites qui avaient signalé le début des symptômes. Aussi, nous pensons que toutes les causes qui agissent pour troubler la menstruation, doivent surtout faire sentir leur action sur les ovaires bien plus que sur l'utérus. Nous donnerons aux ovarites qui se produisent dans ces cas, le nom d'*ovarites menstruelles,* en les rapprochant des pelvi-péritonites de même nature qui ont été si bien décrites par le Dr Bernutz.

A côté de ces ovarites liées à un trouble de la menstruation se placent naturellement celles qui se produisent, soit après un accouchement, ou, ce qui est extrêmement rare et fort contestable, pendant la grossesse ; ce sont les *ovarites puerpérales.*

Telles sont au point de vue étiologique, les différentes espèces d'inflammations aiguës des ovaires que nous admettons. On voit que depuis les travaux considérables qui ont été produits sur cette affection, leur cadre s'est singulièrement élargi. Le Dr Chéreau, en 1844, dans son travail si plein d'érudition, en avait admis 3 espèces :

1° Une ovarite essentielle ou primitive ;

2° L'ovarite puerpérale ;

3° L'ovarite symptomatique.

Dans ce dernier groupe, il rangeait comme causes les manœuvres obstétricales, les perturbations menstruelles, les affections de la matrice, la blennorrhagie.

Dans cette étude de l'étiologie, il est un autre ordre de causes dans lequel nous placerons certaines ovarites qui ont aussi leur importance : nous voulons parler du traumatisme, non pas seulement de celui qui s'applique à des coups, des chutes sur les régions ovariennes, ce qui du reste est extrêmement rare, puisque M. Chéreau dit dans son mémoire n'en connaître aucun cas, mais de ce transmatisme, qui résulte d'injections dans la cavité utérine, d'introductions trop fréquentes de l'hystéromètre, de cautérisations profondes pratiquées sur le col ou dans le canal cervico-utérin. Souvent même, deux causes peuvent agir simultanément dans le cas par exemple où des opérations de diverse nature faites sur un point quelconque de la matrice pendant la période cataméniale, peuvent déterminer une suppression des règles et donner lieu à une ovarite menstruelle qui aura été ainsi provoquée par le trausmatisme.

Nous pouvons donc établir notre classification des ovarites et les partager en 2 groupes. Dans le 1er, se trouvent les *orchites féminines*, métastatiques des anciens. Elles ont leurs analogues dans les phlegmasies testiculaires. Ce sont :

1° Les ovarites ourleuses ;

2° Les ovarites varioleuses ;

3° Les ovarites blennorrhagiques ;

4° Les ovarites rhumatismales.

Dans le second groupe, sont les ovarites qui se lient chez la emme aux fonctions menstruelle et puerpérale :

5° Les ovarites traumatiques ;

6° Les ovarites menstruelles ;

7° Les ovarites puerpérales.

Nous avons bien mieux aimé désigner par deux noms différents, les ovarites menstruelles et traumatiques, au lieu de les ranger, comme l'a fait M. le Dr Mauriac dans ses intéressantes annotations au livre du Dr West, sous le même titre, d'*ovarites communes, d'origine inflammatoire ou catarrhale*. Il nous paraît superflu de dire que toutes les ovarites sont toujours d'origine inflammatoire, et nous pensons que cette dénomination n'établit pas assez nettement une espèce quand elle peut s'appliquer à toutes les autres.

Nous avons exposé les causes occasionnelles des ovarites. Ce serait à notre avis laisser une lacune regrettable que de ne pas faire mention des causes prédisposantes qui jouent toujours un si grand rôle dans la pathologie utéro-ovarienne. Ne voit-on pas souvent deux sujets s'exposer à la même cause morbide sans que tous les deux soient atteints dans une même mesure de la maladie à laquelle ils se sont exposés ? Souvent l'un sortira indemne d'un excès ou d'une imprudence qui frappera l'autre. C'est qu'un organisme débilité est un terrain où se développent facilement les maladies, c'est que les causes prédisposantes sont là, n'attendant plus que les occasions favorables à l'explosion des accidents morbides. C'est une vérité banale en pathologie à force d'être vraie, et elle peut s'appliquer à toutes les affections. Les inflammations des ovaires n'échappent pas à cette loi commune que M. Gallard a si bien invoquée lorsqu'il s'exprime ainsi dans une de ses excellentes leçons sur l'ovarite :

« Vous voyez une cause prédisposante, déprimante, qui agit en amoindrissant la force de résistance de l'organisme. Ici c'est la phthisie, dans un autre cas, ce pourra être une autre diathèse, ou de la chlorose, ou le défaut d'alimentation, ou une habitation insalubre ou toute autre mauvaise condition d'hygiène affaiblissant la femme, et parmi ces causes de débilitation qui prédisposent à l'ovarite, il ne faut pas oublier de ranger les fatigues auxquelles s'exposent les femmes du monde par leurs veilles prolongées, par les bals, par les spectacles, lesquelles peuvent agir à la fois et comme prédisposante ou débilitante, et comme cause déterminante.»

Le même auteur que nous venons de citer ajoute avec raison que toutes causes capables de donner lieu à l'ovarite, agissent le plus souvent pendant les époques menstruelles, d'où il suit que cette affection se rencontre surtout dans toute la période d'activité sexuelle de la femme, qu'elle peut signaler le début d'une menstruation difficile à établir, et qu'ainsi elle est souvent la *maladie des jeunes filles*. Après la ménopause, l'ovaire est un organe mort pour la femme, il revient sur lui-même, s'atrophie, et ne subissant plus les congestions périodiques de la menstruation, il n'est plus exposé comme autrefois aux inflammations aiguës dont il était si souvent le siége.

OVARITE OURLEUSE

L'ovarite ourleuse est beaucoup moins fréquente que l'orchite du même nom. C'est à peine si l'on en trouve dans la science quelques rares exemples. Trousseau dans sa clinique n'en cite aucun cas et ne connaît dans les oreillons que les métastases sur la mamelle et la muqueuse vaginale. Cependant, les investigations des auteurs se sont portées souvent vers ce point intéressant de la pathologie. C'est ainsi qu'Hamilton disait : « Par analogie avec ce qui arrive chez l'homme, il est naturel de supposer que les ovaires doivent être affectés plus souvent que les mamelles. » Mais il ne peut citer aucun exemple d'ovarite ourleuse. Les observations que nous rapportons sont plutôt des exemples de fluxion ovarienne comparable à la fluxion parotidienne des oreillons.

Observation XXXVIII.

Oreillons suivis de métastase sur les ovaires chez une jeune fille de 16 ans, par le Dr O. Meynet, médecin de l'Hôtel-Dieu de Lyon (Observ. lue à la Société des sciences médicales).

Le 1er juin 1865, entrait dans mon service, salle Saint-Charles, n° 102, la nommée Eugénie Rouillon, domestique, âgée de 16 ans, née à Lyon et y demeurant depuis peu de temps. Cette fille, d'une constitution un peu chétive, d'un tempérament lymphatique nerveux, a habité pendant plusieurs années un pays marécageux, où les fièvres paludéennes sont endémiques; elle-même, il y a 3 ans, à la suite d'une chute dans une rivière, a été prise d'une fièvre quotidienne qui a duré un mois, et qui a été suivie, pendant trois mois, d'anasarque générale. Cette fièvre a été combattue par le sulfate de quinine. Un an après environ, quelques troubles assez graves du côté des organes respiratoires, pendant dix-huit à vingt jours, hémoptysies peu abondantes avec quintes de toux pénibles et déchirantes; dyspnée et douleurs vagues dans la poitrine. Six mois durant, la toux et la dyspnée persistèrent. Enfin, depuis quelques mois, la région épigastrique est le siége de douleurs assez vives; peu de temps après le repas, il y a quelques renvois acides et une boulimie très-prononcée; pour en finir avec tous les commémoratifs, je signalerai cette circonstance assez importante, c'est que, malgré un développement notable de la puberté, cette fille n'est point encore réglée.

Il y a cinq jours, elle a été prise, sans cause connue, de malaise général, de courbature avec mouvement fébrile, et presque aussitôt d'une douleur assez vive avec gonflement au niveau de l'angle de la mâchoire du côté droit. Ce gonflement a été en augmentant, puis, le lendemain, le côté gauche s'est pris à son tour.

Le 2 juin, le lendemain de son entrée à l'Hôtel-Dieu, on constate les symptômes suivants : gonflement considérable, œdémateux, occupant toute l'étendue de la région parotidienne du côté droit, sans changement de couleur à la peau, débordant en bas la mâchoire inférieure ; en haut, soulevant le lobule de l'oreille; à gauche, tuméfaction moins considérable et moins étendue, donnant, au toucher, une sensation de résistance; œdème. La partie inférieure de la face étant augmentée transversalement d'une façon notable, donne à la tête la forme d'une poire. La douleur est très-vive, surtout à droite; les mouvements de la mâchoire inférieure l'exaspèrent, et sont d'ailleurs très-gênés par le gonflement; pas d'engorgement des ganglions sous-maxillaires. La langue est blanche et couverte d'un enduit saburral épais; quelques envies de vomir, céphalalgie, peau chaude et un peu moite, pouls à 92, constipation depuis plusieurs jours. On prescrit: tisane d'orge miellée, une bouteille d'eau de Sedlitz, potion gommeuse pour la nuit; sur les tumeurs, quelques embrocations avec du baume tranquille; bain de pied sinapisé; diète.

Le lendemain, 3 juin, même état, une seule selle; on prescrit un lavement avec 45 grammes de miel de mercuriale.

Les 4 et 5 juin, la douleur et le gonflement diminuent; la fièvre a cessé; mais les mouvements de la mâchoire sont encore un peu gênés et douloureux; la malade ne peut manger que des aliments demi-liquides.

Le 8 juin, le gonflement a tout à fait disparu des deux côtés; les mouvements de la mâchoire sont faciles et s'exécutent sans provoquer de douleurs; mais, depuis la veille au soir, la fièvre a recommencé; il y a un peu d'agitation et d'insomnie; la malade se plaint d'une vive douleur dans le ventre au niveau des deux fosses iliaques, mais surtout à droite; le palper abdominal est très-sensible. On croit sentir un peu d'empâtement de l'ovaire droit.

Cataplasmes de farine de lin laudanisés, infusion de violettes de tilleul, lavements émollients.

Le 10 juin, la douleur du ventre est nulle du côte gauche, mais, à droite, la moindre pression est extrêmement sensible; en palpant profondément, on sent de ce côté une tuméfaction notable, arrondie, occupant le siége de l'ovaire droit, et paraissant constituée par un engorgement de cet organe.

Les jours suivants, la douleur est la même, l'empâtement plus considérable, mais la fièvre est tombée; l'état genéral est meilleur.

Le 17, c'est-à-dire le neuvième jour de ces accidents, la douleur du ventre est très-diminuée, la palpation est rendue plus facile et perme de sentir une tumeur arrondie, assez mal circonscrite, du volume d'une grosse noix, située profondément dans la fosse iliaque droite, et donnant, au toucher, une sensation de résistance.

Frictions résolutives avec onguent napolitain, 10 grammes; extrait de belladone, 2 grammes; cataplasmes de farine de lin.

Le 25, l'empâtement et la douleur persistent dans la fosse iliaque droite; quelques douleurs de reins et un sentiment de pesanteur aux aines font penser qu'il s'agit peut-être d'un molimen hémorrhagique, indice de l'établissement des règles; on administre quelques légers emménagogues; une potion avec l'esprit de Mindererus et le sirop de safran. Infusion de mélisse et d'armoise.

Rien de nouveau jusqu'au 27 juin; mais le soir de ce jour, la malade est reprise de fièvre légère et de douleurs aux angles des mâchoires.

Le 28 au matin, la douleur du ventre a complétement cessé, la tuméfaction a presque complétement disparu; mais le gonflement parotidien s'est reproduit des deux côtés avec tous ses caractères : difficulté et douleur pour ouvrir la bouche, élargissement de la face à sa base, pas de changement de couleur à la peau; gêne dans la déglutition et dans l'émission des sons. En examinant le fond de la gorge, on trouve les amygdales très-engorgées et d'un rouge intense.

Même traitement qu'au début; gargarisme émollient.

Le 29, l'amygdale gauche a acquis un volume considérable; la droite est moins grosse; rougeur des piliers et du voile du palais, engorgement des ganglions sous-maxillaires; la déglutition est impossible sans de grands efforts; gène de la respiration, fièvre intense, peau chaude et halitueuse; la langue est couverte d'un enduit saburral épais, la région parotidienne est toujours gonflée et douloureuse. On prescrit 1 gramme d'ipéca.

Sinapismes aux extrémités inférieures, gargarisme émollient.

Le 3 juillet, l'angine tonsillaire a diminué des trois quarts; la douleur a en partie disparu avec la gène de la respiration et de la déglutition; il en est de même du gonflement parotidien. Tout cela est remplacé par une salivation abondante; mais la malade se plaint de quelques douleurs dans le bas-ventre et dans les fosses iliaques, surtout à gauche.

Le 8, épistaxis assez abondante, douleurs dans le ventre et dans les reins depuis cinq jours, empâtement léger dans la fosse iliaque gauche. On prescrit 4 sangsues aux cuisses, potion avec 2 gramm. d'acétate d'ammoniaque. Infusion d'armoise. Huile de ricin, 25 grammes.

Le 12, pas d'écoulement menstruel; l'empâtement douloureux du ventre persiste, mais avec moins d'intensité.

Le 26, tout est rentré dans l'ordre, la malade sort, n'éprouvant dans le ventre aucune douleur.

Comme l'auteur de cette observation le fait bien justement remarquer, les symptômes douloureux éprouvés à plusieurs reprises dans les deux régions ovariennes, doivent être rapportés à une congestion, à une fluxion des deux ovaires. Dans ce cas particulier, on peut dire que le terrain était tout préparé pour le développement d'une manifestation ovarienne. Quoique tous les moyens employés aient échoué pour provoquer l'apparition du flux menstruel chez une jeune fille de 16 ans, on peut soutenir que l'état de puberté dans lequel se trouvait la malade atteinte d'oreillons a dû favoriser la détermination morbide vers les appareils sexuels.

Nous avons tenu à relater entièrement cette observation, qui est un exemple de *fluxion ovarienne* provoquée par la fluxion des glandes parotides. M. le Dr Boutellier, dans sa thèse inaugurale, cite également un cas qui se rapproche de celui du Dr Meynet. Dans les rares observations que la science possède sur ce sujet, le nom d'*ovarite ourleuse* serait donc mal appliqué, c'est *fluxion ovarienne ourleuse* qu'il faut plutôt dire.

Voici la seconde observation que je trouve dans la thèse de M. Boutellier :

Observation XXXIX.

Oreillons, métastase sur l'ovaire droit chez une fille de 24 ans bien réglée.

Au no 60 de la salle Sainte-Claire (hôpital Baujon, service de M. Moutard-Martin) est couchée la nommée S..., âgée de 24 ans, domestique.

(1) Des oreillons et de leur métasta hez la femme. Thèse inaugurale par Bouteiller (1866).

Cette fille, entrée le 28 juin 1865, nous dit qu'elle a toujours joui d'une excellente santé. Ses règles, venues à l'âge de 14 ans, n'ont pas été troublées depuis leur apparition.

S..., bien portante le 20 juin, se réveilla le lendemain matin avec un gonflement peu douloureux des deux régions parotidiennes, sans rougeur notable. Elle ne peut donner de renseignements sur l'étiologie de cette affection. Dans les premiers jours, les mâchoires s'écartaient difficilement : mastication gênée. Pas de mal à la gorge; déglutition très-facile. La malade était obligée de boire assez souvent, parce qu'elle avait la bouche sèche. Elle dit n'avoir éprouvé ni frissons ni fièvre. En même temps, perte subite de l'appétit. Au moment de son entrée, elle présentait tous les symptômes d'un embarras gastrique très-prononcé. Mais il n'y avait plus trace de gonflement dans l'angle de la mâchoire.

Le 29 juin, à la visite, S... se plaint de douleurs dans les deux fosses iliaques, douleurs dont le siége limité fait penser à un gonflement des ovaires. Nausées dans la nuit; pas de frissons; embarras gastrique. — Eau de Sedlitz, bouillon aux herbes, frictions sur le ventre avec onguent napolitain, cataplasmes, bouillons.

Le 30 juin, la malade n'éprouve plus de douleurs que dans la fosse iliaque droite, où l'on sent bien une petite tumeur un peu allongée dans le sens transversal, mobile, douloureuse à la pression, plus grosse que l'ovaire à l'état normal, mais occupant le siége de cette glande. — Chiendent, sirop de groseilles, onguent napolitain en frictions, cataplasmes ; bouillons,

1er juillet. L'ovaire droit est toujours très-douloureux, rien à gauche; rien dans les grandes lèvres ni dans les seins. Pas d'appétit. — Même prescription ; eau de Sedlitz.

2 juillet. L'ovaire droit est moins douloureux; rien de nouveau dans les parotides; l'embarras gastrique a presque complétement disparu. — Deux bouillons, deux potages.

A partir du 3 juillet, rien de nouveau; les douleurs de la fosse iliaque droite vont en diminuant, et la malade part pour le Vésinet le 13 juillet. Elle n'a pas donné de preuves de contagion. Personne autour d'elle n'était malade. Elle n'avait pas encore eu cette maladie.

Nous l'avons soigneusement interrogée sur sa menstruation, et elle nous a dit avoir ses règles depuis quatre jours lors de son entrée à l'hôpital; elles ont continué pendant vingt-quatre heures, quoiqu'elles ne durent ordinairement que quatre jours.

Enfin nous avons revu, dernièrement, cette fille, qui nous a affirmé que, depuis sa sortie de l'hôpital, elle avait toujours été bien réglée. Les douleurs n'ont pas reparu dans la fosse iliaque.

OVARITE VARIOLEUSE.

En 1859, M. le Dr Béraud (1) publiait un travail fort intéressant sur l'orchite varioleuse qui affecte, d'après lui des formes anatomiques distinctes : dans l'une, c'est le parenchyme du testicule qui est frappé d'inflammation; dans l'autre, c'est la tunique vaginale. De là deux espèces d'orchites varioleuses : l'orchite parenchymateuse et la vaginalite, celle-ci plus fréquente que celle-là. A la suite de son mémoire, le même auteur rapporte 3 observations d'ovarites qui ont été observées dans la variole, et il fait remarquer que l'inflammation peut être périphérique, c'est-à-dire péritonéale ou aprenchymateuse. Les analogies peuvent donc se poursuivre jusque dans l'affection varioleuse des ovaires; car nous savons que le péritoine qui revêt ces organes et qui tapisse la cavité pelvienne a été regardé par beaucoup d'auteurs, et par M. Bernutz en particulier, comme l'analogue de la tunique vaginale chez l'homme, de sorte que certaines péritonites, qui ont été quelquefois observées dans la variole, peuvent bien n'avoir été, au début, que de simples *ovarites péritonéales* pouvant produire, par extension, une phlegmasie plus ou moins généralisée de la séreuse abdominale.

Pour expliquer ces déterminations varioliques, plusieurs théories peuvent être discutées.

On émit d'abord l'opinion que l'ovarite varioleuse était

(1) Recherches sur l'orchite et l'ovarite varioleuse par le Dr Béraud, 1859. Archives générales de Médecine, p. 275.

due à la présence de pustules à la superficie de cet organe ou sur la séreuse péritonéale qui le tapisse. Van Swieten et Hoffmann n'avaient-ils pas décrit des méningites varioleuses, et le Dr Pedzholdt, dans un travail consciencieux, inséré sur ce sujet dans les *Archives gén. de méd.* (1838, p. 314), n'a-t-il pas vu sur l'enveloppe séreuse de la rate et du foie de véritables pustules varioliques? Du reste, M. Gosselin en aurait aussi constaté sur la tunique vaginale (1). Mais, en présence de ceux qui affirment, se trouvent encore des observateurs plus nombreux qui nient l'existence de la variole interne sur les séreuses. Dans un travail, en cours de publication, sur les complications cardiaques dans la variole (2), MM. Desnos et Huchard disent n'avoir jamais constaté de pustules sur les enveloppes séreuses du cœur, pas plus que sur celles des poumons et de la cavité abdominale, alors qu'ils ont pu en suivre dans l'arbre aérien jusque dans les dernières ramifications bronchiques.

Une autre théorie, qui se rapproche de la première, consiste à admettre le processus décrit pour l'ovarite blennorhagique, c'est-à-dire la propagation de l'inflammation du vagin déterminée par la présence de pustules dans ce conduit, au col utérin, à la cavité utérine, aux trompes et ensuite aux ovaires. Mais nous objecterons que les observations d'ovarite varioleuse ne font pas mention de cette vaginite, qui doi être dans la théorie proposée comme l'origine de tous les accidents.

Les auteurs anciens auraient pu voir dans ce simple fait, la répercussion d'un exanthème et l'expliquer par la métastase, par le déplacement d'une éruption externe sur un organe interne. Mais d'après Béraud et d'après les observateurs qui l'ont suivi, l'orchite, ainsi que l'ovarite, apparais-

(1) Bullet. soc. anat. tom. XXII, p. 107.
(2) Union médicale, 1870. Des complications cardiaqnes dans la variole et notamment de la myocardite varioleuse.

sent dans la variole au moment de l'éruption, sans que l'apparition des complications du côté des organes génitaux ait été précédée d'une disparition plus ou moins complète ou d'un affaissement plus ou moins rapide des pustules du tégument externe. Ce seul signe visible et palpable de la métastase si mystérieuse et du reste si contestable faisant défaut, nous sommes bien obligé de rejeter cette dernière explication et d'en accepter une autre.

Pour nous, l'ovarite varioleuse est simplement une des manifestations de la variole, qui développe primitivement sur l'ovaire et sur sa séreuse un travail inflammatoire qui peut aussi parfois se produire de la même façon dans un certain nombre de parenchymes, dans le tissu pulmonaire, sur les plèvres, sur les enveloppes du cœur, etc.

Il est, du reste, rarement donné de constater des ovarites dans la variole. Nous en rapportons 5 cas dont 3 ont été vérifiés par l'autopsie. L'observation 5, dans laquelle la guérison a été obtenue, est un exemple d'ovarite ayant donné lieu, par propagation de l'inflammation, à une péritonite généralisée. On doit donc être réservé sur son pronostic, surtout lorsque le péritoine péri-ovarien est intéressé.

Observation XXXIX (1).

Dans le courant du mois de février 1856, je trouvai à l'amphithéâtre des hôpitaux une femme assez jeune, de 30 ans environ, ayant succombé à la variole; les pustules étaient peu nombreuses sur le tronc, et encore moins nombreuses sur le ventre. Nous procédons à l'examen de ses ovaires. Or, voici ce que nous avons constaté :

A droite, l'ovaire est placé à côté de l'utérus dans le petit bassin, il n'est point libre et flottant dans cette cavité ; son volume n'est

(1) Béraud, loc. cit.

pas notablement changé, il en est de même de la forme. Sa consistance est un peu plus considérable. Sa surface est rouge et recouverte de fausses membranes en assez grand nombre; ces fausses membranes se rencontrent dans toute la circonférence de l'organe et la font adhérer aux parties ambiantes, telles que le pavillon de la trompe et la masse intestinale. En lavant cette surface, on voit très-manifestement des arborisations vasculaires plus nombreuses ramper dans les tissus superficiels de l'organe. Si on coupe l'ovaire dans son diamètre longitudinal, on ne voit point d'inflammation occuper le centre de la glande, les corps jaunes s'y présentent comme dans les ovaires exempts de lésions; il n'y a nulle part d'infiltration purulente ou séreuse ou sanguine. A gauche, nous trouvons des lésions en tout semblables, mais à un dégré un peu moins prononcé; ainsi les fausses membranes et l'injection n'occupent point toute la surface du parenchyme, et elles siégent surtout vers le bord libre et à la face antérieure de la glande.

Nous remarquons qu'il existe un peu plus de sérosité dans le cul-de-sac du péritoine situé entre le rectum et l'utérus; de plus cette sérosité est légèrement foncée et tient en suspension quelques flocons albumineux. Le péritoine n'offre d'ailleurs aucune inflammation.

Observation XL (1).

Le 25 avril 1856, on apporte à l'amphithéâtre des hôpitaux une femme très-grasse, âgée de 35 à 40 ans, et ayant succombé à une variole très-confluente, arrivée au commencement de la période de suppuration. Les pustules sont très-rares sur la paroi antérieure de l'abdomen. En ouvrant cette cavité, nous voyons bientôt que le péritoine est enflammé dans le petit bassin; à mesure que nous approchons des ovaires, nous voyons de plus en plus les traces de cette inflammation. A droite, l'ovaire est pour ainsi dire perdu au milieu des produits plastiques de l'inflammation; le péritoine qui recouvre cet organe est fortement injecté. Pas d'ovarite parenchymateuse, seulement l'incision donne issue à une plus grande quantité de sang que dans l'état normal; il n'y a là qu'une simple congestion ovarienne.

(1) Béraud, loc. cit.

A gauche, nous trouvons les mêmes phénomènes, mais à un degré beaucoup moindre; à peine existe-t-il une injection de la face antérieure de l'ovaire, où l'on voit aussi un peu de lymphe plastique.

Le péritoine n'offre pas de lésions ailleurs qu'au niveau des ovaires, et l'on ramàsserait une cuillerée de liquide dans le cul-de-sac péritonéal.

Les autres organes de la génération ne sont le siége d'aucune altération matérielle.

Observation XLI (1).

Duchêne (Marie), âgée de 23 ans, domestique, est entrée le 23 juin 1858, dans le service de M. Becquerel, à la Pitié, salle Sainte-Geneviève, n° 1.

Cette jeune fille, accouchée pour la première fois l'année dernière, est atteinte, depuis cette époque, d'une affection utérine qui l'amène aujourd'hui dans nos salles (antéversion utérine, granulations du col.)

Traitée par la cautérisatiou au fer rouge, cette jeune fille marchait vers la convalescence, lorsque, le 18 juillet, la malade qui n'avait pas été vaccinée, éprouva des frissons, des malaises, et des douleurs dans les reins. Une éruption de « variole non modifiée » ne tarda pas à se déclarer; elle devint confluente; enfin, parvenue à la période de désiccation, la malade succomba, le 29 juillet, à des accidents cérébraux. Elle n'avait accusé aucune douleur du côté de l'utérus et des ovaires pendant le cours de la maladie, il y avait eu une apparition des menstrues, qui ont cessé presque immédiatement.

A l'autopsie, on trouva les poumons, les reins, la rate et le foie, fortement congestionnés, sans offrir d'autre altération. Il existait une méningite superficielle, sans ramollissement de la substance corticale du cerveau, sans épanchement dans la cavité de l'arachnoïde. L'utérus, un peu abaissé (à 3 centimètres de l'orifice vulvaire) et fortement incliné en avant, présenta les dimensions suivantes :

(1) Ball cité par Béraud.

Entre les deux extrémités des ligaments larges. . 43 millim.
Hauteur verticale du corps 33
— du col 29
Epaisseur des parois du corps 14
— du col 12
Diamètre de l'orifice externe. 11

Il existe des ulcérations sur les lèvres du col, qui se prolongent dans l'intérieur de sa cavité.

La muqueuse utérine, congestionnée, très-vascularisée, offre une couleur rouge sombre, uniforme; point d'extravasation sanguine.

On ne trouve nulle part de trace de péritonite soit générale, soit locale; du côté droit, le pavillon est adhérent à l'ovaire et ne peut en être détaché.

En incisant la trompe du même côté, on trouve la surface interne de ce conduit rouge sombre, comme la muqueuse utérine, boursouflée et renfermant un mucus épais; il n'y a point de pus : le boursouflement augmente à mesure qu'on s'approche de l'extrémité abdominale de la trompe, qui se termine par un bout fermé, le pavillon étant adhérent à l'ovaire.

L'ovaire droit présente à sa surface une injection très-prononcée, le péritoine qui le revêt est manifestement enflammé; cet ovaire est un peu plus volumineux que le gauche, sa coupe offre un aspect rougeâtre assez prononcé, et il est infiltré d'un liquide séreux; il ne renferme pas de pus; son tissu est plus friable qu'à l'état normal.

Toutes ces altérations ne siégent que du côté droit; à gauche, les organes correspondants sont entiérement sains.

Observation XLII.

Par M. Laboulbène à la Société de biologie, 1852.

Une femme de vingt-sept ans, mariée, mère d'un enfant, forte, grasse, très-bien portante, est frappée de la variole, le 26 novembre 1852.

Au début, elle a eu de la céphalalgie, et surtout des douleurs de reins avec sept ou huit vomissements. Examinée à son entrée à l'hôpital, le 28 novembre, la malade, qui avait eu ses règles depuis quinze jours, se plaignait d'une douleur atroce dans le bas de la région lombaire et vers le sacrum. Elle se roulait dans son lit en poussant des cris.

Le 29, il est survenu une éruption exanthématique mal caractérisée, qui a fait hésiter entre une variole et une rougeole. La persistance des douleurs dans la région sacrée a fait pratiquer le toucher vaginal, qui n'a rien appris. Enfin, la malade, dans la soirée et la nuit du 30 novembre au 1er décembre, a été prise d'une perte utérine abondante, et elle a succombé presque subitement dans la soirée du 1er décembre.

Autopsie. — La rigidité cadavérique était faible trente-six heures après la mort; le corps était chargé de graisse; la peau offre encore quelques traces jaunâtres de l'éruption avec quelques petites élevures à peine sensibles au doigt. On compte ainsi une dizaine d'ecchymoses de la largeur d'une lentille, violacées, situées sur les bras, la partie antérieure de l'abdomen et les fesses.

Utérus. — Cet organe est gras, volumineux, quoique, de prime abord, il paraisse à l'état sain. Il est long de 8 centimètres et large de 55 millimètres entre l'origine des trompes. Fendu avec précaution, il présente des parois épaisses de plus de 15 millimètres et une cavité pleine de caillots sanguins. Ceux-ci enlevés à l'aide d'un filet d'eau, on constate que la muqueuse utérine est saine, excepté au fond de l'organe, où elle est violacée, épaissie, infiltrée de sang; en ce point, il est resté un caillot qui se prolonge dans l'orifice tubaire gauche.

Trompes. — Elles sont toutes les deux de la grosseur du petit doigt, et paraissent violacées, pleines de sang à travers leurs enveloppes. Fendues dans leur longueur, elles sont, en effet, remplies par un gros caillot vermiculaire. Il n'y a pas une goutte de sang ni de sérosité dans la poitrine. L'hémorrhagie tubaire s'est écoulée par l'utérus, ainsi que le prouve la continuité du caillot tubaire avec celui mentionné dans le fond de la cavité utérine.

Ovaires. — 1° L'ovaire droit est long de 4 centimètres, violacé dans son tiers externe. Il n'offre point de rupture et il renferme, à l'endroit indiqué, un caillot gros comme une petite noix.

2° L'ovaire gauche est au moins de la grosseur d'un œuf de poule; il est converti presque en entier en une poche renfermant une matière graisseuse et, en outre, des poils dans sa partie externe.

Nous ne donnons certainement pas cette observation comme un exemple d'ovarite, puisque la seule altération consistait dans la présence d'un caillot sanguin qui occupait la partie externe de l'ovaire droit. Mais la malade a succombé le 5e jour de la maladie à tous les symptômes d'une hémorrhagie tubo-ovarienne, d'une congestion intense des organes sexuels, laquelle peut être souvent le point de départ de l'inflammation de l'ovaire.

M. Bernutz (1) rapporte le même cas.

Observation XLIII.

C'est également, dit-il, à une fièvre éruptive que succomba la malade. La mort arriva le quatrième jour de l'éruption. Dans le cours de la maladie, perte utérine abondante; mort vingt-quatre heures après le commencement de cette perte. L'utérus était volumineux, sa cavité pleine de caillots sanguins, les trompes remplies d'un caillot assez considérable pour les distendre et être visible à travers leurs parois. Il n'y avait pas une goutte de sang épanché dans le péritoine.

L'observation suivante est un exemple d'ovarite varioleuse qui a donné lieu par suite de la propagation de l'inflammation à une péritonite. Elle a donc manifestement affecté la forme péritonéale, mais, particularité que nous ne devons pas passer sous silence, la complication ovarique n'est apparue qu'au moment de la désiccation. Or, nous savons que c'est surtout au moment de l'éruption et de la pustulation que se montrent ces diverses manifestations vers les ovaires.

(1) Loc. cit., p. 21, t. I.

Observation XLIV.

Variole en corymbes à la période de désiccation. Ovarite péritonéale. Guérison.

Observation que nous avons recueillie avec M. Henri Huchard, int. des hôpit.

La nommée B... (Augustine), couturière, âgée de 26 ans, entre le 5 février, à l'hôpital Lariboisière, salle Sainte-Marthe *bis*, n° 18 (service de M. le Dr Desnos).

Elle était atteinte, depuis le 1er février, d'une variole en corymbes qui arriva sans accidents à la période de désiccation, quand, le 16 février, on constata tous les signes d'une endocardite.

Le 17 février, à la visite du matin, la malade se plaint d'une douleur très-vive qu'elle dit ressentir dans la fosse iliaque gauche. En même temps elle a eu quelques nausées, des vomissements; elle a de l'inappétence, de la constipation; la langue est saburrale, le pouls fréquent, mais régulier, à 115. La température s'est élevée à 39°,2 dans l'aisselle. La pression abdominale superficielle n'est pas douloureuse, mais lorsque la main est appuyée profondément dans la fosse iliaque gauche, elle détermine des souffrances très-vives, sans que l'on puisse pas de constater la présence d'une tumeur quelconque. Le toucher vaginal donne aussi des résultats négatifs; le vagin n'est pas chaud; le col, de nullipare, est normal; les culs-de-sac sont libres, le cul-de-sac latéral gauche est seulement un peu douloureux à une pression très-profonde. Mais, en alliant même le toucher vaginal à la pression hypogastrique, on ne peut sentir dans le cul-de-sac aucune tumeur.

Les douleurs abdominales sont venues sans cause connue; la malade n'a pas marché, les règles ont apparu, il y a un mois, très-régulièrement, comme d'habitude; elle ne s'est pas exposée au froid, elle n'a jamais accouché, jamais eu de maladie utérine.

Prescription.—Bouillons et potages; cataplasmes sur l'abdomen; 30 grammes d'huile de ricin.

18 février. Les douleurs ont été extrêmement vives cette nuit, revêtant le plus souvent le caractère lancinant, et toujours limitées à la fosse iliaque-gauche. La pression profonde dans cette région exaspère les souffrances et permet aujourd'hui de sentir un peu d'empâtement. Mais, par le toucher vaginal combiné avec la pres-

sion hypogastrique, on sent très-manifestement une petite tumeur ronde, assez dure, bien limitée, plus grosse qu'une noix, fuyant facilement sous le doigt, et très-douloureuse à la plus simple pression. Le toucher rectal ne fut pas pratiqué ; mais il était évident que la tumeur que l'on percevait dans le cul-de-sac latéral gauche n'était autre que l'ovaire enflammé et augmenté de volume. Sous l'influence de son poids, il était tombé dans l'excavation pelvienne, ce qui avait permis de le constater aujourd'hui.

Prescription. — Des sangsues sur la région iliaque gauche ; lavement simple suivi d'un quart de lavement laudanisé.

19 février. Les douleurs ont encore augmenté d'intensité ; elle, irradient vers les lombes et les aines. Le pouls est faible, régulier à 120 ; la peau est chaude, sudorale ; la langue un peu blanche : quelques nausées. Au cœur, le bruit de souffle s'est beaucoup atténué. La désiccation est aujourd'hui complète.

Mais il semble, à la visite du matin, que la douleur est plus superficielle, et qu'elle envahit une plus grande étendue de l'abdomen.

Cataplasmes avec onctions d'onguent napolitain sur le ventre.

20 février. Pendant une grande partie de la nuit, la malade a eu des nausées et des vomiessments, et, le matin, elle se plaint de douleurs plus vives dans l'abdomen. Celui-ci est, en effet, douloureux à la pression superficielle, surtout à gauche. Le toucher vaginal ne permet plus de constater la tumeur ovarienne, mais le cul-de-sac postérieur et le cul-de-sac latéral gauche sont légèrement empâtés; on peut faire exécuter à l'utérus des mouvements qui ne sont pas douloureux. Pouls, 124 ; temp. ax, 39°,6.

Application sur l'abdomen de 8 sangsues.

21, 22 et 23 février. Les symptômes s'amendèrent pendant ces trois jours, et, le 23 février, la douleur avait beaucoup diminué d'intensité.

25 février. La douleur superficielle a entièrement disparu, et la douleur profonde est moins intense. Pouls, 90 ; temp. ax. 38°,6.

Le 30 février, les souffrances sont tout à fait apaisées, la malade n'a plus de fièvre ; elle demande à manger, et, huit jours après, elle part pour le Vésinet, complétement guérie.

OVARITE BLENNORRHAGIQUE

Si l'orchite blennorrhagique a été fréquemment observée, il n'en est pas de même de l'ovarite de même nature, dont la 1re étude remonte à l'année 1833, époque à laquelle Ricord fit paraître deux observations sur cette affection. Il est vrai que Morgagni (épître 44) cite un auteur qui aurait entrevu cette complication ovarienne dans la blennorrhagie. « Plus tard, dit-il, a écrit avoir trouvé une *vomique* dans chaque ovaire chez une femme morte après une gonorrhée chronique.» Mais alors, Panaroli et ses traducteurs pensaient que l'écoulement blennorrhagique provenait des ovaires malades. Plus tard, Hunter après avoir parlé de l'orchite blennorrhagique, se borne à dire « qu'il est possible qu'il se manifeste des sympathies semblables avec les ovaires. »

Après Ricord en 1833, viennent en 1840, Ferguson et Simpson (1) qui disent avoir observé un cas de cette complication. Bientôt les exemples se multiplièrent, et l'existence de l'ovarite blennorrhagique ne put être mise en doute. En 1847, le Dr Bouraud prenant cette question pour sujet de thèse, en rapporte plusieurs exemples qu'il emprunte à Ricord, à Danyau, Négrier, Rayer et Bouchut.

L'existence de l'ovarite blennorrhagique étant ainsi établie, il s'agissait de savoir si cette complication est aussi fréquente chez la femme qu'elle l'est chez l'homme sur le testicule. D'après M. Alphonse Guérin (2) elle serait rare, tandis que d'après M. Bernutz elle s'observerait aussi fréquemment que l'orchite. Examinant les diverses époques de la maladie vers lesquelles était apparue la pelvi-péritonite blennorrhagique, ce dernier auteur est arrivé aux conclusions suivantes :

(1) Cités par Chéreau. Library of medicine, t. IV, p. 347, 1840.
(2 Malad. des organes génitaux externes de la femme, p. 348, 186

La complication s'est montrée :

1 fois du 8e au 10e jour du début de l'écoulement;

1 fois le 12e;

3 fois le 14e ou 15e;

1 fois trois semaines après le début de l'écoulement;

7 fois dans les derniers jours du 1er mois;

1 fois six semaines après le début de l'écoulement;

1 fois deux mois après.

Si nous comparons ces résultats à ceux qui ont été obtenus par le Dr Fournier (1) pour l'époque de l'apparition de l'orchite dans la blennorrhagie, nous verrons qu'ils arrivent à peu près aux mêmes conclusions. D'après ce judicieux observateur, en effet, l'épididymite blennorrhagique se montre de préférence vers la 3e, la 4e et la 5e semaine. De plus, c'est l'épididyme qui est le plus souvent affecté, la vaginalite est consécutive à l'inflammation de cet organe et l'orchite parenchymateuse est très-rare. Chez la femme, d'après l'analyse de toutes les observations, c'est aussi la salpingite qui est le plus souvent constatée, l'inflammation du péritoine pelvien arrive surtout par propagation, et l'ovarite blennorrhagique n'est pas très-fréquente. Pour que les ressemblances fussent aussi complètes, il fallait que le processus suivant lequel se produisent ces deux complications chez l'homme et chez la femme, fût absolument le même. Or, parmi les théories qui ont été proposées pour expliquer l'orchite blennorrhagique, une seule a pour elle la sanction de l'expérience, c'est celle de la propagation par laquelle on admet qu'une uréthrite localisée d'abord dans la fosse naviculaire peut de proche en proche gagner la portion prostatique de l'urèthre, suivre les canaux éjaculateurs, et, par les vésicules séminales, les conduits déférents, arriver jusqu'à l'épididyme où elle finit

(1) Dict. de méd. et chir. pratiques, t. V, 1866, p. 207 et 208.

par se cantonner. L'époque de l'apparition de cette complication qui se montre presque toujours de la 3e à la 5e semaine, c'est-à-dire au moment où l'inflammation virulente est à proximité des canaux éjaculateurs, sa marche envahissante qui a pu être constatée sur le malade et sur le cadavre, sont deux raisons qui militent pleinement en faveur de cette opinion, et qui font rejeter les théories de la métastase et de la sympathie. Car la sympathie est un mot qui n'explique rien, qui ne fait que cacher notre ignorance, et ce n'est pas par métastase que l'orchite survient, puisque d'après M. Fournier, il est tout à fait exceptionnel que l'écoulement uréthral se supprime au début de la complication testiculaire.

Pour l'ovarite, la même explication doit être appliquée. L'inflammation de l'ovaire, du péritoine pelvien, ou, ce qui est plus fréquent, de la trompe de Fallope, se montre-t-elle dans le cours de la blennorrhagie ? C'est qu'après avoir gagné les culs-de-sac vaginaux où elle se localise pendant si longtemps, la phlegmasie s'est propagée au col, de là à la cavité cervicale, à la cavité utérine, puis a traversé le canal de l'oviducte pour s'étendre ensuite sur le péritoine pelvien et sur l'ovaire.

Peut-être ne doit-on pas autrement interpréter que par la propagation de l'inflammation les faits que le Dr Melier a présentés à l'académie royale de médecine en 1832, pour démontrer que les affections catarrhales du canal cervical, retentissent par sympathie sur les ovaires. « Le col affecté primitivement, dit-il (1), souffre d'abord seul; plus tard, et par une sympathie qu'explique aisément la continuité des tissus, l'ovaire partage la souffrance et se gonfle. »

Nous donnons plusieurs observations d'ovarite blennorrhagique ; celles de de Méric ne concordent pas avec les con-

(1) Mémoires de l'Académie royale de médecine, p. 362 (1832).

clusions auxquelles nous nous sommes arrêté. Car cet auteur pense que la complication ovarienne se montre dans la période aiguë de la maladie. Du reste, nous donnons textuellement ses idées à ce sujet.

Observation XLV.

Observation de Vidal de Cassis (pathologie externe, t. V.)

Quand l'inflammation du vagin est très-intense, elle remonte quelquefois, et tandis qu'elle a été partout superficielle, c'est-à-dire bornée à la muqueuse, elle devient plus profonde à mesure qu'elle va vers les ovaires, car là elle revêt parfois le caractère phlegmoneux. J'ai observé une inflammation de cette nature. Après une vaginite des plus inteuses, la matrice se prit, et puis les ovaires alors apparurent les vrais symptômes de l'ovarite. Les douleurs des deux fosses iliaques étaient très-vives; cependant on ne les augmentait pas considérablement par la pression. En explorant avec soin cette région, après avoir évacué le gros intestin par deux lavements, on sentait un empâtement; le haut des cuisses était aussi douloureux; il y avait des crampes dans les membres inférieurs, des vomissements, des douleurs d'estomac, de la céphalalgie, un pouls médiocrement accéléré et assez souple. Après la cessation des douleurs, et pendant un moment de calme, dix jours après les premiers symptômes de la phlegmasie que je soupçonnais, j'appliquai le spéculum, et à peine fut-il introduit que je vis sortir par le col de l'utérus une grande quantité de pus très-bien lié, mais ayant une odeur des plus repoussantes. Il fut évident pour moi que ce pus venait des ovaires; les trompes l'avaient conduit peut-être dans l'utérus, lequel s'en débarrassa pendant l'application du spéculum ; car on saura que, pendant cette manœuvre, l'utérus revient toujours plus ou moins sur lui-même, surtout quand il contient un produit quelconque.

Observation XLVI.

Ovarite blennorrhagique (1)

Observation (Danyau, professeur agrégé).

Marguerite Cordonnier, âgée de 36 ans, d'une petite taille, faible de constitution quoique habituellement assez bien portante, con-

(1) Bouraud, 1847, thèse inaugurale.

tracta un écoulement blennorrhagique le 15 juillet 1830. Cet écoulement durait depuis six semaines et n'avait présenté dans sa marche rien de particulier ; la malade n'en souffrait pas; mais voulant cependant s'en débarrasser, elle prit, le 25 août, trois cuillerées de baume de copahu. Le lendemain il n'y avait plus d'écoulement, mais la malade souffrait dans la région de l'hypogastre à gauche de la ligne médiane. La douleur, au début, n'était point aiguë, elle devint progresssivement plus vive malgré des injections émollientes et narcotiques et quelques bains pris en ville. Elle fut reçue à l'hôpital des vénériens, mais elle n'y resta que quelques jours ; elle n'avait alors aucun écoulement blennorrhagique, il n'existait aucune trace de syphilis ; on ne crut pas devoir la garder. Ce fut le 29 septembre 1830 qu'elle entra à la Charité, au n° 4 de la salle Sainte-Anne. A cette époque la douleur était plus vive qu'elle n'avait encore été, et M. Chomel, qui faisait alors le service, reconnut parfaitement qu'il existait de la tuméfactton dans la région de l'ovaire gauche. L'accroissement de la douleur qui avait obligé la malade à entrer à cet hôpital, avait été précédé d'un mieux sensible, produit par le retour des règles, et qui avait duré tout le temps de leur écoulement. 20 sangsues, qui furent appliquées à l'endroit douloureux, lors de l'entrée de la malade, des cataplasmes émollients et des bains de siége, avaient progressivement amené un soulagement marqué, et, au bout de quinze jours, la malade se trouvait dans un état satisfaisant.

Le 26 octobre, elle était un peu souffrante, les règles étaient en retard, et la région de l'ovaire gauche était douloureuse à la pression. On n'y sentait point de tumeur distincte, mais une résistance assez marquée. Le pouls était fébrile, il y avait de la diarrhée, et le sommeil était très-agité. (Riz. Sirop de gomme, potion gommeuse, 12 sangsues, cataplasmes émollients matin et soir, diète).

Le 27. La douleur est moindre, la diarrhée continue, il y a eu sept selles liquides dans les vingt-quatre heures.

Les 28 et 29. La sensibilité est toujours très-vive dans la région de l'ovaire. (12 sangsues chaque jour, décoction blanche, cataplasmes laudanisés, demi-lavement narcotique, 2 laits de poule).

Le 30. La malade est mieux tant sous le rapport de la douleur que sous celui de la diarrhée qui est presque nulle. Peu de fièvre, sommeil calme.

Le 31. La douleur se renouvelle sans cause et s'étend à toute l'étendue des régions iliaque et hypogastrique gauche.

Le 5. Fortes coliques dans la nuit avec sept ou huit selles liquides. Diminution de la tuméfaction de la région ovarique. On se demande si un kyste ovarien, plein de pus, ne se serait pas ouvert dans l'intestin.

Le 9. Tuméfaction plus grande que jamais.

Le 12. La malade dit avoir fait quarante selles.

Mort. 20 janvier, 7 heures du matin.

Observation XLVII (Par de Méric).

Ovarite du côté gauche. Blennorrhagie.

Le 27 octobre 1858, je fus demandé pour voir une dame que je trouvai au lit, très-malade.

La malade, âgée de 32 ans environ, me dit que depuis trois semaines elle avait remarqué un écoulement abondant qui tachait son linge. L'écoulement augmentait, et elle s'était trouvée obligée le jour de ma visite de prendre le lit, à cause d'une violente douleur qu'elle ressentait dans la région iliaque gauche. Elle avait eu à une époque un peu de gêne de la miction, mais qui avait cessé depuis. Elle avait eu ses règles pour la dernière fois, trois semaines avant.

A l'examen je constatai que cette malade avait beaucoup de fièvre; les linges étaient couverts de larges taches jaunâtres.

La pression déterminait dans la région de l'ovaire gauche une douleur très-vive. Je soupçonnai une métrite subaiguë, avec propagation de l'inflammation à la trompe et à l'ovaire. La malade avait eu l'imprudence de s'exposer au froid, dans une voiture découverte à la sortie d'un théâtre.

La douleur était tellement aiguë que je ne proposai pas le toucher vaginal. Mais j'ordonnai des fomentations sur la région iliaque gauche, un purgatif, une mixture antimoniale, la diète et le repos. Il faut noter qu'elle avait eu un enfant sept mois auparavant.

En quittant la maison, le mari m'accompagna, me demandant mon avis sur l'état de sa femme. Je l'avais soigné quelques années auparavant pour une blennorrhagie. Je pensai alors à lui demander s'il n'aurait pas eu un retour de son écoulement. Sur sa réponse affirmative, je changeai mon diagnostic, et j'en vins à conclure que la malade avait été atteinte de blennorrhagie, et que l'inflammation avait gagné l'ovaire par la cavité utérine.

Le 29. Deux jours après ma première visite, je vis la malade, et je constatai que l'écoulement avait diminué ; la douleur, du côté de l'ovaire gauche était toujours très-intense, mais le pouls était un peu tombé. Je proposai des sangsues, mais je rencontrai une telle répugnance que j'y renonçai et me bornai à prescrire des cataplasmes et les remèdes précédents. La maladie prit une marche très-favorable, quelques injections astringentes furent faites aussitôtque l'inflammation aiguë eut un peu diminué, et trois semaines après la santé était redevenue assez bonne pour que la malade put reprendre ses devoirs conjugaux.

OVARITE RHUMATISMALE.

L'ovarite rhumatismale est assez rare. Nous en citons plusieurs exemples. La première observation de M. Gallard est un excellent résumé de la question, et nous la rapportons en entier.

Observation XLVIII.

Ovarite rhumatismale (1).

Cette femme, qui est actuellement dans notre service depuis seize jours, est âgée de 26 ans ; elle est forte, vigoureuse, bien constituée ; elle présente cette coloration et cette transparence de la peau que vous remarquez si habituellement chez les rhumatisants, mais elle n'a pas eu d'autre attaque de rhumatisme que celle à laquelle nous avons assisté. Elle a été réglée à 16 ans, bien dès le début, et a eu une seule grossesse, qui s'est terminée par un accouchement à terme, sans le moindre accident consécutif, il y a quatre ans. Jamais elle n'a éprouvé de symptômes morbides du côté des organes génitaux.

Il y a juste un mois, elle avait alors ses règles depuis trois jours, elle demeura longtemps exposée à l'impression du froid et de l'humidité ; après avoir lavé du linge pendant deux heures, elle reçut la pluie en rentrant chez elle et, quoique tous ses vêtements fus-

(1) Gallard. Leçons sur l'ovarite. Gazette des hôpitaux, 1869.

sent mouillés, elle attendit plus d'une heure avant d'en changer. Le froid l'avait tellement envahie, qu'elle resta longtemps sans pouvoir se réchauffer après s'être mise au lit, et qu'elle fut prise d'un violent frisson qui dura plus d'une demi-heure. Ses règles, qui coulent d'habitude cinq à six jours, furent supprimées quoiqu'on ne fût qu'à la fin du troisième jour. Le lendemain elle éprouva du malaise, de la courbature, de la fatigue, une grande faiblesse avec de la céphalalgie, elle eut de la soif, de l'anorexie et quelques envies de vomir, mais elle n'éprouva de douleurs vives en aucun point du corps. Elle se leva même et put rester quatre heures hors de chez elle ; ce fut la fatigue qu'elle ressentit, et non la douleur, qui la força à se recoucher. Les choses se passèrent absolument de la même façon pendant les jours suivants, et c'est seulement après huit jours de cet état de malaise, plutôt que de maladie bien dessinée, qu'elle fut prise d'un frisson violent, lequel dura deux heures et fut suivi d'une grande chaleur, puis d'une sueur profuse, abondante. Le lendemain de ce frisson, c'est-à-dire le neuvième jour après l'exposition au froid humide, qui marque le début de son état maladif, cette femme se trouva littéralement clouée dans son lit, toutes ses articulations étant extrêmement endolories, en même temps que rouges et tuméfiées.

C'est postérieurement à cette manifestation morbide du côté des articulations qu'elle éprouva presque simultanément des douleurs également vives dans le ventre, au niveau de la région ovarienne gauche et dans la poitrine, à la base du thorax, des deux côtés, mais surtout à gauche. A dater de ce neuvième jour, la fièvre persista et le frisson revint quotidiennement quoique moins intense que le huitième jour, mais toujours suivi de sueurs abondantes. Il en fut ainsi pendant six jours, au bout desquels les douleurs articulaires diminuèrent, les douleurs abdominales persistant et l'appareil fébrile ayant conservé toute son intensité.

C'est à la fin de ces six jours, par conséquent au commencement du seizième jour, compté à partir de son exposition prolongée au froid humide, que cette femme a été soumise à notre examen. Les articulations étaient alors à peu près complétement libres, quoique encore un peu raides et douloureuses, mais dans les grands mouvements seulement. Il y avait de la toux sèche, et quoique le point de côté eût presque complétement disparu, il existait à la base de la poitrine, du côté gauche et en arrière, un peu de matité avec affaiblissement du murmure respiratoire, révélant un très-léger épanchement pleurétique. La peau était chaude ; le pouls, faible, battait 104 fois par minute. Le ventre, un peu tendu et un peu plus chaud qu'à l'état normal, était douloureux à la pression dans toute la région sous-ombilicale, et principalement dans la fosse iliaque gauche. On n'y sentait aucune tumeur à la palpation, mais le toucher vaginal permettait de constater à peu près les mêmes signes que nous avons relevés chez la malade dont je vous ai parlé au commencement de ces leçons.

Le museau de tanche, un peu entr'ouvert, saillant dans le vagin, surtout par sa lèvre antérieure, un peu proéminente et légèrement exulcérée, était dirigé vers le pubis ; le corps de l'utérus, incliné en arrière, n'était pas tuméfié, mais le long de son bord gauche, en remontant très-haut, on sentait une petite tumeur arrondie, un peu plus volumineuse que le pouce, mobile et fuyant sous le doigt, mais très-douloureuse à la pression. Le corps et le col de l'utérus étaient insensibles, mais lorsqu'on imprimait des mouvements de latéralité à cet organe, on développait immédiatement une sensation douloureuse extrêmement vive.

M. Gallard fait suivre cette observation des réflexions suivantes :

« A ces signes, vous reconnaîtrez, Messieurs, à n'en pas douter, une inflammation de l'ovaire gauche. Cette ovarite est bien due à l'influence du froid humide, mais, contrairement à ce qui arrive d'habitude, au lieu de se manifester immédiatement après l'application de la cause qui lui a donné naissance, elle tarde plusieurs jours à se montrer, — Que s'est-il passé pendant cet intervalle d'un septénaire ? La malade a éprouvé tous les prodromes qui précèdent l'invasion du rhumatisme, puis elle a été prise de rhumatisme articulaire généralisé ; c'est donc postérieurement à l'invasion de l'arthrite rhumatismale que l'ovarite a fait son apparition et s'est révélée par les symptômes morbides qui lui sont propres. — Evidemment cette ovarite est de même nature que l'arthrite généralisée qui l'a précédée ; comme elle, elle est de nature rhumatismale, ainsi que le point pleurétique, qui s'est produit en même temps, et dont nous avons retrouvé les derniers vestiges. — La marche ultérieure de la maladie s'est, du reste, ressentie de cette origine. — Vous savez que le propre de la phlegmasie rhumatismale est d'affecter une prédilection marquée pour les séreuses, et d'être souvent excessivement fugace dans ses manifestations.

Or, d'une part, le péritoine a été un peu plus largement touché chez cette malade qu'il ne l'est d'habitude dans l'ovarite simple; d'un autre côté, la résolution paraît devoir se faire avec une rapidité qui n'est pas celle des cas ordinaires. En effet, après être restée dix jours en traitement dans nos salles, cette femme, déjà guérie de son rhumatisme, s'est trouvée tellement bien, qu'elle a demandé à quitter l'hôpital. Sa région ovarique gauche était encore un peu endolorie, et un examen approfondi des organes permettait toujours de sentir, sinon de limiter exactement, la petite tumeur formée par l'ovaire gauche enflammé. Cependant, lorsqu'elle a voulu reprendre ses occupations, ce ne sont pas les symptômes dépendant de l'ovarite qui l'ont mise dans la nécessité de s'aliter à nouveau, mais bien ceux du rhumatisme. Elle est marchande fruitière dans un marché, et, dès qu'elle a repris sa place, exposée à tous les courants d'air, elle a senti revenir des douleurs, d'abord dans les membres inférieurs, puis dans le bas-ventre, plus tard dans les membres supérieurs ; enfin, chose remarquable, tandis que les douleurs abdominales se calmaient par le repos au lit, celles des membres continuaient à s'aggraver, au point de nécessiter la rentrée de la malade à l'hôpital. — Depuis son retour, séparé de sa sortie par un intervalle de trois jours seulement, je n'ai pas constaté d'augmentation sensible du volume de l'ovaire malade, le ventre est resté plutôt engourdi que douloureux, la fièvre s'est calmée, les articulations elles-mêmes sont devenues moins douloureuses sous la seule influence du repos, de quelques narcotiques et de plusieurs bains de vapeur. Aussi, aujourd'hui, bien que nous ne soyons qu'au trente-deuxième jour depuis l'application de la cause, seizième depuis l'invasion de la maladie confirmée, je crois que nous pouvons considérer la convalescence comme franchement établie. Cependant nous n'aurons de certitude absolue à cet égard qu'après la prochaine époque menstruelle, laquelle ne peut tarder à arriver, puisqu'il y a un mois que la malade était en pleine éruption de ses règles. »

M. Gallard put observer plus tard cette malade et constata que les choses s'étaient passées ainsi qu'il avait été prévu. Les douleurs rhumatismales ont persisté quelques semaines encore après les règles, mais il n'y a eu aucun trouble morbide du côté de l'ovaire. La résolution de cette ovarite s'est donc faite en moins d'un mois; cette particularité seule suffirait pour démontrer qu'elle était bien réellement rhumatismale.

Observation XLIX.

Ovarite rhumatismale (1).

Une femme, âgée de 30 ans, d'une forte constitution, très-sanguine, mariée, mais sans enfants, tomba malade le 1er juillet 1820, après une nuit passée dans un lit un peu humide. Le lendemain, cette femme éprouva à son réveil des douleurs violentes dans les épaules, à la nuque et dans les seins, où elles avaient un caractère lancinant; les membres et les articulations étaient à l'état normal. Il se développa aussi, dans chaque région iliaque, de vives douleurs qui augmentaient par la plus légère pression, et qui s'exaspéraient toutes les nuits. On constata dans ces parties deux tumeurs siégeant dans la région des ovaires. Il y avait de la fièvre, de la constipation, de fréquentes envies d'uriner, et le produit de la sécrétion rénale

(1) Journal médico-chirurgical de Londres, année 1830 (t. V, p. 5 et suivants (Copland).

était en petite quantité et fortement coloré. M. Copland fit pratiquer une saignée du bras de 560 grammes environ, et prescrivit des pilules purgatives et sudorifiques.

Sous l'influence de ce traitement, les symptômes constitutionnels se dissipèrent en partie ; mais les deux tumeurs pelviennes ne commencèrent à diminuer que le troisième ou le quatrième jour. C'est alors qu'apparurent les règles qui avancèrent de quinze jours, et qui continuèrent à couler abondamment les jours suivants. Le 10 juillet, la guérison était complète.

Observation L.

Ovarite rhumatismale (1).

17 mars 1826. Femme de 34 ans, mariée, et mère de trois enfants. Après avoir été soumise plusieurs fois à des attaques de rhumatisme, cette femme éprouva tout à coup, huit jours avant l'époque ordinaire des règles, une vive douleur dans les régions hypogastriques et lombaires, accompagnée d'*élancements* dans les seins. On découvre au-dessus des pubis, et à gauche, une tumeur du volume d'un œuf de poule, profondément située dans la région de l'ovaire. Cette tumeur est accompagnée de fièvre (96 pulsations pleines et dures), d'amertume à la bouche, de constipation ; la langue est recouverte d'un enduit épais ; les urines sont émises avec douleur. On applique à l'hypogastre 20 sangsues, des fomentations chaudes, et l'on administre le calomel. La tumeur diminua graduellement de volume, les symptômes généraux se dissipèrent, et, au bout de sept jours, la guérison était complète, *précédée par l'apparition des menstrues qui coulèrent abondamment pendant deux ou trois jours.*

OVARITE TRAUMATIQUE.

Nous avons donné plus haut les causes de l'ovarite traumatique. Nous n'avons donc pas à y revenir.

Comme exemple de cette affection, nous donnons l'observation de Leroy d'Étiolles, qui a cité un cas d'inflammation

(1) Mémoire de Chéreau, p. 135 et 136.

de l'ovaire à la suite d'injections intra-utérines. Bornons-nous à dire que ce sont des cas d'ovarite fort contestables, et que l'examen des malades n'a pas été fait assez complétement pour que nous puissions admettre complétement ce diagnostic. Du reste, nous laisserons parler l'auteur qui cite ces exemples, en les faisant précéder et suivre des réflexions suivantes :

Observation LI.

Ovarite aiguë provoquée par les injections utérines.

Cette maladie a été jusqu'à présent fort peu étudiée. Ayant eu l'occasion d'en observer deux exemples survenus à la suite d'injections dans l'utérus, je lui ai trouvé des caractères que les auteurs ne lui ont pas assignés. Le plus ordinairement elle est consécutive à l'accouchement; dans les deux cas que j'ai observés, la cause était bien différente. Les symptômes les plus saillants qu'ils m'ont offerts sont les suivants : douleur subite dans un des flancs, avec développement rapide d'une tumeur dans le flanc correspondant. La douleur revient par accès, est très-forte, et comparée par les femmes aux douleurs de l'enfantement ; malgré sa grande intensité, elle n'est point augmentée par la pression, et en cela elle diffère de la douleur de la péritonite. Dans aucune autre maladie je n'ai observé de tympanite aussi considérable, ce qui contribue encore à augmenter les angoisses des malades. C'est à l'aide de purgatifs violents qu'on combat ce dernier symptôme, il se montre du deuxième au troisième jour.

Dans les deux cas rapportés par M. Leroy, les injections avaient été poussées avec modération dans l'utérus, à l'aide d'une sonde de gomme élastique. Dans l'une, la quantité d'eau de guimauve était de 30 grammes. Chaque fois le liquide était à peine arrivé dans la cavité utérine, que les femmes se plaignaient d'une vive douleur dans l'un des flancs. Dans un cas la maladie fut regardée comme une métro-péritonite occcasionnée par l'arrivée du liquide dans le péritoine, mais M. Leroy pensa qu'elle était bien plutôt une inflam-

(1) Leroy d'Etiolles. Gaz. médicale, 1840.

mation des trompes et de l'ovaire correspondant au côté de la douleur. Les symptômes qu'il avait observés une première fois dans l'ovarite ne lui permettaient pas de méconnaître cette dernière. Aucune des deux malades n'a succombé ; mais chez toutes deux l'affaissement des tumeurs ovariques que le doigt pouvait sentir dans le vagin, a été accompagné d'un écoulement abondant par l'anus.

OVARITE MENSTRUELLE.

Toutes les causes qui aboutissent à une exagération ou une suppression brusque des règles, ou encore à une difficulté de l'expulsion du sang cataménial, peuvent donner lieu à l'*ovarite menstruelle*. Nous la rapprochons des *pelvi-péritonites menstruelles*, qui offrent avec elles beaucoup de points de contact. Car M. Bernutz a noté souvent dans ses observations une altération plus ou moins profonde des trompes sans que, chose singulière, les ovaires y participassent toujours.

Mais, du reste, si, comme lui et beaucoup de gynéologues après un auteur ancien, Postello (1), nous assimilons le pavillon de la trompe à l'épididyme, nous ne nous étonnerons plus de voir quelquefois isolément cette épididymite féminine. Du reste, l'inflammation des trompes et des ovaires se confond le plus souvent, parce que l'une est la conséquence de l'autre. Nous limiterons cependant notre sujet, et nous ne signalerons parmi les tubo-ovarites que celles où la lésion a primitivement débuté par l'ovaire et s'est propagée secondairement par extension au pavillon de la trompe et à l'oviducte lui-même.

Avec la puerpéralité, les troubles de la menstruation sont les deux causes les plus fréquentes d'ovarite aiguë. L'exagéra-

(1) Medicinæ in Academia cadoneni professor Costello ; acta eruditorum Lipsiæ, t. III, p. 40, 1692.

tion, comme la suppression brusque de l'écoulement cataménial, peut être produite par des causes différentes. C'est ainsi que peuvent agir l'abus des plaisirs vénériens et la continence trop longtemps prolongée chez les femmes ardentes, l'impression du froid ou de l'humidité au moment de la congestion menstruelle (ovarite *a frigore*), des bains très-chauds, le coït, les passions tristes, les fortes émotions de l'âme pendant les règles, l'emploi intempestif et exagéré des emménagogues, etc. Les affections dysménorrhéiques de la matrice, celles surtout qui se lient à un obstacle dans l'excrétion menstruelle, à un rétrécissement du col utérin, peuvent aussi, par la douleur qu'elles déterminent, avoir un retentissement sur l'ovaire et produire vers cet organe des congestions répétées qui aboutissent souvent à l'inflammation aiguë et subaiguë.

Telles sont, d'une façon générale, les principales causes de l'ovarite menstruelle. Elles sont, comme on va le voir, à peu près celles qui ont été indiquées par M. Bernutz, à propos de pelvi-péritonites menstruelles.

Sur 20 cas qu'il a observés, l'inflammation de la séreuse abdominale s'est manifestée :

3 fois à la suite d'une menstruation incomplète sans cause déterminante;

2 fois à la suite de douleurs dysménorrhéiques violentes;

15 fois à la suite de la suppression brusque de l'écoulement cataménial déterminée;

9 fois par l'impression du froid;

3 fois par une émotion morale vive;

1 fois par un examen au spéculum;

1 fois par une cautérisation du col utérin;

1 fois par des rapports sexuels multipliés pendant la menstruation (1);

L'ovarite menstruelle nous semble bien établie; elle doit être assimilée à la pelvi-péritonite de même nom, dont elle n'est que le point de départ. Elle a pour caractère d'affecter toutes les formes symptomatiques que nous avons admises. Tantôt elle est suraiguë, éclatant brusquement au milieu de douleurs très-vives, de symptômes très violents, et en quelques jours la mort peut survenir, causée par une péritonite généralisée et une suppuration très-aiguë qui s'est rapidement établie dans l'ovaire. Plusieurs auteurs citent des cas où, après l'explosion d'accidents très-intenses, le pus s'était formé en quelques jours dans les ovaires. Le Dr West rapporte l'exemple suivant:

«L'inflammation aiguë de la substance des ovaires, en dehors de l'état puerpéral, est si rare que je n'en ai soigné aucune, et je n'en ai observé qu'un seul cas, que j'ai déjà mentionné comme un exemple de la suppuration des follicules de de Graaf; la mort survint par le fait d'une péritonite généralisée.»

Observation LI.

L'histoire de la malade ne faisait point découvrir la cause de son affection; c'était une jeune femme, non mariée, âgée de 18 ans, vivant dans de bonnes conditions de domesticité, et n'ayant jamais eu aucun désordre cataménial ni aucune affection utérine. La maladie était survenue spontanément, quatre ou cinq jours avant son entrée à l'hôpital, dans l'intervalle des règles, avec douleurs dans le dos et dans l'abdomen, fièvre, langueur, accidents qu'on n'avait jusqu'alors combattus par aucun traitement. Les symptômes étaient ceux d'une péritonite généralisée; peau sèche, pouls petit et à 120,

(1) Bernutz et Goupil. Loc. cit., t. II, p. 124.

soif vive, nausées continuelles, céphalalgie vive, abdomen tendu et sensible, douleur abdomino-dorsale intense. L'état des forces ne permettait pas de recourir à un traitement actif. Le jour suivant, le pouls s'était élevé à 160; les nausées étaient continuelles, il y avait des vomissements d'une matière gris noirâtre; l'abdomen était plus tendu, sa sensibilité était diminuée; mais la douleur rerevenait sous forme de paroxysmes, dans l'intervalle desquels la malade se trouvait bien. Au bout de dix-huit heures, elle mourut, quatorze heures après son entrée à l'hôpital.

Il existait une péritonite généralisée. La cavité abdominale contenait deux pintes d'un liquide purulent; l'inflammation s'était étendue à la plèvre diaphragmatique. L'utérus et l'ovaire gauche étaient parfaitement sains; sur l'ovaire droit, il y avait un kyste rempli de pus qui s'élevait à la hauteur du détroit supérieur; le pus recouvrait la surface externe de l'ovaire, et *remplissait les vésicules de Graaf.*

Le Dr Négrier, 1858 (1), cite plusieurs cas semblables qu'il rapporte à l'inflammation des vésicules de de Graaf elles-mêmes. Nous savons qu'il l'explique par la propagation de l'aréole inflammatoire qui se forme autour de la plaie résultant de la déchirure de l'ovule. Le travail phlegmasique peut se cantonner dans la vésicule seulement, et alors deux cas peuvent se présenter : ou la *vésiculite* est simplement inflammatoire, et alors elle est le plus souvent de peu de gravité; ou elle est suppurative, et, dans cette occurrence, elle peut être grave. Mais si l'inflammation ovulaire s'est plus étendue, si elle s'étend au péritoine pelvien, on comprend facilement que le pronostic deviendra encore plus sérieux. L'ovarite folliculeuse, comme on le voit, appartient surtout à l'histoire de l'ovarite menstruelle.

Souvent, du reste, elle résulte d'une anomalie anatomique ou physiologique dans le travail de l'ovulation. Simpson rattachait la *dysménorrhée ovarienne* à un excès de conges-

(1) Recueil de faits pour servir à l'histoire des ovaires par le Dr Négrier, 1858.

tion qui se produit à chaque époque cataméniale, et qui donne lieu à des douleurs très-vives comparables à celles de la dysménorrhée congestive. Scanzoni propose une autre explication très-ingénieuse : «Si l'on a égard, dit-il, à une observation bien constatée, à savoir que la rupture des vésicules de de Graaf, située dans les couches profondes du tissu des ovaires, exige ordinairement une hypérémie plus considérable de ces organes, qu'elle se fait attendre plus longtemps que celles des vésicules placées plus superficiellement, et qu'elle entretient par conséquent pendant un temps plus long la congestion menstruelle, on ne nous accusera pas d'imprudence, si nous émettons l'opinion que la dysménorrhée peut aussi quelquefois avoir pour cause la maturation habituelle d'ovules situés profondément, et l'hypérémie prolongée et anormale qu'exige la rupture des vésicules qui les contiennent.»

Cette difficulté dans l'éclosion des ovules peut déterminer aussi une ovarite qui sera presque toujours subaiguë, et qui pourra prendre les caractères différents que Tilt et Churchill lui ont successivement assignés sous les noms d'*ovarite subaiguë* ou d'*irritation ovarienne*.

Le Dr Chéreau, s'appuyant sur une observation publiée par le Dr Edwards Stanlen (1) pense que quelquefois l'ovarite peut aussi survenir par suite d'une disposition anatomo-pathologique du follicule qui étant adhérent à la capsule de de Graaf, s'élimine très-difficilement.

Observation LII.

Observation de West (traité des maladies des femmes par le Dr West, p. 547.)

L'affection commença, chez cette malade, par la suppression des règles, cinq mois après son mariage; elle avait alors 26 ans. La

(1) Medico-chirurg. Transactions, t. VI, p. 414.

suppression des règles fut suivie de douleurs dans le côté droit de l'abdomen, au voisinage de la crête iliaque, douleurs s'irradiant dans le côté opposé, aggravées par les mouvements et forçant, par leur intensité et par les désordres constitutionnels qui les accompagnaient la malade à garder presque constamment le lit pendant les six mois qui précédèrent son entrée à l'hôpital. Peu de temps après le début de sa maladie, il survint, dans la région iliaque, une tumeur que le médecin déclara être un abcès. Un mois après l'apparition de cette tumeur, un écoulement de pus se fit par l'urèthre et se reproduisit à des intervalles divers, durant quelques semaines, sans produire aucun changement marqué dans la tumeur. Cet écoulement cessa pendant quelque temps; mais, au bout de trois mois, il revint et continua jusqu'au moment où la malade se confia à mes soins. La tumeur n'en avait pas moins augmenté lentement de volume.

A son entrée, cette femme semblait très-malade; sa figure était anxieuse, son pouls avait de la fréquence; sa langue, rouge à la pointe et sur les bords, était recouverte d'aphthes confluents. L'abdomen mesurait 28 pouces de circonférence à l'ombilic; son volume était dû à l'existence, sur la ligne médiane, d'une tumeur pyriforme qui occupait l'hypogastre, l'ombilic, la partie inférieure de l'épigastre, et s'étendait latéralement presque aux lombes et à la partie inférieure des hypochondres. La tumeur donnait une sensation distincte de fluctuation; elle était très-sensible à la pression, spécialement dans la région hypogastrique. L'utérus était abaissé et porté en avant; il ne paraissait ni altéré, ni dilaté, ni immobilisé dans le bassin. Les parois vaginales n'étaient pas épaissies. Les mouvements de l'organe étaient pourtant contrariés par une tumeur qui, sans plonger profondément dans la cavité pelvienne, sans présenter une ligne de démarcation bien nette, donnait au doigt une sensation de résistance, lorsqu'on le portait dans la direction des culs-de-sac vaginaux.

Trois mois après l'admission de la malade, le pus commença à sortir par l'intestin, et, en moins de quinze jours, cet écoulement continu fit presque entièrement disparaître la tumeur. Mais il restait de la douleur dans la région iliaque droite; du pus se collectait de temps en temps dans le foyer de l'abcès, puis était évacué par le rectum. La guérison fût retardée par une attaque de phlegmatia dolens, avec douleur dans la cuisse gauche; cependant, deux mois après son entrée à l'hôpital, la malade sortit parfaitement bien portante et sans trace de tumeur dans la cavité abdominale.

Observation LIII.

Ovarite menstruelle (1)

La nommée Magdeleine ***, âgée de 22 ans, domestique chez M. Simon Cartulat, avait toujours joui d'une bonne santé jusqu'à l'âge de 17 ans, époque où elle vint à Paris pour se mettre en maison. Depuis ce temps, cette jeune fille ne s'est jamais bien portée, se plaignant sans cesse d'*étouffements* qui augmentaient d'intensité tous les mois. L'époque des règles a toujours été précédée de douleurs très-vives dans la région lombaire, de tiraillements dans les cuisses, d'une *barre* vers l'hypogastre et de coliques. La constipation est habituelle. Il y a trois ans (en 1840), notre malade fut prise tout à coup, sans cause connue, d'accidents inflammatoires siégeant dans l abdomen, et qui, si l'on peut en juger d'après une description faite par une personne étrangère à la médecine, paraissent avoir été dus à une péritonite. Entrée à Beaujon dans le service de M. Martin-Solon, elle en sortit au bout de cinq semaines dans un état satisfaisant. La première fois que je vis cette jeune fille c'était le 24 octobre 1842. Depuis deux jours elle ressentait de vives douleurs dans le bas-ventre, une sensation de poids dans les aines, des tiraillements dans les cuisses et dans les lombes. Il y avait 26 à 28 jours qu'elle n'avait eu ses règles la dernière fois. La face était injectée, la peau chaude, mais humide, le pouls était un peu plus développé qu'à l'état normal et battait 80 fois environ par minute. La malade accusait une vive céphalalgie, de la difficulté de respirer, et dans la nuit précédente, elle avait remarqué que ses crachats étaient teints de sang. Point de garde-robe depuis 48 heures. L'abdomen, douloureux à la pression dans toute son étendue, mais surtout dans la région iliaque gauche, offrait manifestement dans ce point une petite tumeur paraissant avoir le volume d'un petit œuf de poule, jouissant d'une certaine mobilité, et excessivement douloureuse à la pression, mais à la pression seulement.

(1) Chéreau, loc. cit.

Malgré mes instances, la malade se refusa obstinément à se laisser toucher par le rectum. Tout le côté gauche de la poitrine n'offrit rien de particulier à la percussion et à l'auscultation, mais je constatai à droite un engorgement pulmonaire enté probablement sur des tubercules. La malade fut largement saignée au bras; 15 sangsues furent appliquées aux aines, et je prescrivis en outre des bains de pieds à l'eau vinaigrée, une tisane émolliente, et des lavements axatifs.

Sous l'influence de ce traitement antiphlogistique, la céphalalgie et la difficulté de respirer diminuèrent notablement, mais ce qui est surtout remarquable, c'est que le lendemain les règles parurent, et continuèrent à couler pendant trois jours et en plus grande abondance que dans l'état ordinaire de la malade. Seulement le gonflement de la région iliaque gauche ne disparut graduellement que le 4e jour, et depuis cette époque la malade entra en convalescence complète.

Elle continua de se bien porter jusqu'au mois de juin de l'année suivante, sauf cependant les règles qui s'annonçaient toujours par des douleurs dans le ventre, par des coliques menstruelles. C'est alors que je fus appelé pour la seconde fois, et je trouvai ma malade dans un état tellement identique à celui que je viens de mentionner qu'il est inutile d'y revenir : céphalalgie, oppression de la respiration, douleur abdominale, fièvre, gonflement dans la région iliaqu gauche, rien n'y manquait. Une saignée du bras de 400 grammes l'application de 12 sangsues aux aines, des bains de pieds, l'administration de 40 grammes d'huile de ricin, firent disparaître en peu de temps les accidents, rappelèrent les règles, combattirent la congestion dont l'ovaire gauche était principalement le siége, et au bout de quelques jours la malade pouvait se livrer à ses occupations h bituelles.

Observation LIV.

Ovarite menstruelle.

Observation de M. Harrison de Louisville (1).

M. le Dr Talbot m'envoya chercher pour voir avec lui Mme T***, femme d'un respectable marchand, et qui était malade depuis

(1) The american journal of the med. sciences. Fev. 1835, p. 372.

deux ou trois semaines. C'était le 18 mai 1834. Je constatai chez cette femme de la fièvre, de la chaleur à la peau, un pouls faible, petit, la langue chargée, des nausées continuelles, et des vomissements. La fosse iliaque gauche présentait immédiatement au-dessous de la protubérance du sacrum, une tumeur peu douloureuse à la pression. L'introduction dans le rectum de la canule d'une seringue suscita de vives douleurs, et ce ne fut qu'avec beaucoup de difficultés que l'on parvint à faire pénétrer le liquide dans l'intestin qui était obstrué, soit par un état morbide de ses membranes, soit par la pression de quelque corps qui diminuait son calibre. Le toucher vaginal me démontra que le museau de tanche était tuméfié et irritable; la malade accusait une vive douleur lorsque le doigt venait comprimer cette partie. Mme T*** était d'une complexion délicate, mais elle avait toujours joui d'une excellente santé. Elle était mariée depuis six mois, avait été jusqu'ici bien réglée, et ce n'était qu'aux deux dernières époques menstruelles qu'elle avait éprouvé des douleurs excessivement vives, qui furent suivies en dernier lieu du développement de la tumeur abdominale. M. Talbot avait employé les émissions sanguines et avait fait appliquer un vésicatoire sur la tumeur. Comme il n'était plus possible de suivre un traitement actif, à cause de la débilité qu'avaient amenée les moyens déplétifs précédents, et de l'irritabilité de l'estomac qui ne pouvait supporter aucun aliment, nous dirigeâmes notre attention vers ces organes; nous fîmes tous nos efforts pour donner du ton aux viscères de la digestion.

. . . .

La malade se trouvait déjà beaucoup mieux, lorsque le 29 juin, elle fut prise de symptômes de phthisie auxquels elle succomba.

Autopsie. A l'ouverture de l'abdomen l'estomac fut trouvé complétement à l'état normal; les glandes mésentériques étaient hypertrophiées, et les poumons contenaient quelques tubercules miliaires et agrégés, mais non dans un état de suppuration. Les principales lésions siégeaient dans le système utérin. Les deux trompes de Fallope étaient volumineuses, surtout la gauche, qui se trouvait distendue, et dont l'extrémité frangée adhérait à l'ovaire du même côté. Les ovaires, augmentés de volume, étaient unis entre eux par une masse formée par un dépôt de lymphe coagulable, et qui, fermement adhérente au rectum, comprimait le canal. La trompe du côté gauche contenait 32 grammes environ de pus en nature, tandis que la droite en renfermait 3 drachmes; leur calibre était oblitéré près de l'utérus. Le museau de tanche était rouge et tuméfié, et la surface interne de l'utérus présentait une légère couche de pus.

Observation LV (1).

Une femme, âgée de 36 ans, tomba dans l'eau froide pendant qu'elle avait ses règles; celles-ci se supprimèrent, et dès lors sa santé, bonne jusqu'alors, se détériora rapidement. Elle éprouva une douleur fort vive, mais continuelle, vers la région hypogastrique; plus tard, elle fut prise de vomissements et d'une abondante diarrhée; plus tard, enfin, elle présenta les symptômes d'une pleuro-pneumonie, à laquelle elle succomba sept à huit mois environ après sa chute dans l'eau. Derrière l'utérus, et à gauche du rectum refoulé à droite, on trouva une poche accidentelle capable de contenir une orange; elle était remplie d'un pus consistant, verdâtre, inodore. Les parois de cette poche étaient tapissées par une membrane d'apparence muqueuse; à sa gauche existait une autre tumeur qui semblait appartenir à l'ovaire développé. On voyait effectivement s'y rendre l'extrémité flottante de la trompe de Fallope et le ligament ovarien; on en voyait partir le ligament rond, plus volumineux que de coutume. Cet ovaire, ou plutôt la tumeur qui a semblé être l'ovaire, était transformé en une poche pleine de pus, dont la cavité aurait pu admettre une petite pomme d'api.

D'un des points de jonction des deux tumeurs précédentes s'élevait une troisième tumeur oblongue, à parois minces, transparentes; une sérosité limpide la remplissait. Un des poumons était hépatisé; l'estomac présentait à sa surface interne plusieurs larges plaques rouges, avec ramollissement et amincissement de la muqueuse; la même altération existait dans le gros intestin.

(1) Andral, clinique médicale, t. II, p. 687

Observation LVI.

Ovarite menstruelle.

Observation du Dr Lowenhardt de Preslau (1).

Mme ***, âgée de 40 ans, d'une stature moyenne, d'une figure délicate, d'une complexion florissante, et mère de plusieurs enfants, fut atteinte, le 12 mars 1829, au moment de ses règles, de douleurs dans l'abdomen, qu'elle attribua à l'imprudence qu'elle fit de s'exposer au froid. Les douleurs augmentèrent considérablement le jour suivant, et forcèrent cette dame à se mettre au lit. Elle se plaignit d'une douleur pulsatile continue, dans le côté droit de l'abdomen, dans la région ovarienne, et d'un violent désir d'uriner. Le ventre était distendu et un peu gonflé dans l'endroit douloureux; la pression augmentait considérablement la douleur. Le vagin était chaud, mais non douloureux; il en était de même du rectum; mais le doigt introduit dans cet intestin, démontra que l'ovaire gauche était tuméfié et très-sensible. Il y avait de la fièvre, de la soif, de la céphalalgie; les joues étaient colorées, la langue blanche, sèche, le pouls vif, mais ni plein, ni dur. Soumise à un traitement antiphlogistique, cette malade se rétablit en peu de jours.

Le 17 avril de l'année suivante, une alarme causée par un incendie obligea cette dame, qui alors était au moment de ses règles, à se lever précipitamment et à s'exposer ainsi au froid. Les règles se supprimèrent. Elle passa une nuit sans sommeil, eut de fréquents frissons, et ressentit la même douleur dans l'abdomen que l'année précédente. Le vagin était chaud et sec. L'introduction du doigt dans l'anus excita de la sensibilité et démontra que l'ovaire était évidemment enflammé. Mais cette fois il était plus gonflé, plus douloureux, et les symptômes constitutionnels étaient beaucoup plus marqués; la peau était chaude et sèche, le pouls donnait 126 pulsations, point dures; l'urine était rouge. *Prescription :* saignée de 320 grammes; douze sangsues sur l'abdomen; fomentations narcotiques; 5 centigrammes de calomel toutes les deux heures.

(1) Diagnostich Praktische ab andlengen aus dem Gebiute des medicin und chirurgie durch Krankheitsfälle erlaütert, Preslau, 1835, in-8º, p. 338.

19 avril. Amélioration générale, mais la douleur abdominale n'est pas subjuguée, et les ténesmes ont même augmenté. Point de garde-robes, malgré les 50 centigrammes de calomel, et les lavements fréquemment répétés. 20 sangsues furent encore appliquées sur le point douloureux et le calomel fut prescrit de nouveau. La malade va dans la nuit à la garde-robe; l'irritabilité du rectum diminue, mais la sensibilité de l'abdomen persiste; le pouls continue à être vif, sans plénitude ni dureté. — Frictions mercurielles sur le ventre, bain chaud.

Le 22. La nuit a été plus tranquille que les précédentes; les symptômes généraux et locaux ont diminué d'intensité. — Continuation du même traitement.

Le 23. Après une nuit sans repos, les symptômes locaux et généraux sont encore aggravés. En dépit de la débilité apparente, M. Lowenhardt fait encore une saignée du bras de 400 grammes, et afin de modifier l'action des intestins, que le calomel a augmentée, il ajoute un peu d'extrait d'opium à une tisane émolliente, et les frictions mercurielles sont suspendues. Cette dernière émission sanguine produisit un changement complet. Le lendemain, la douleur avait presque entièrement cessé, le mercure commença à manifester son action sur les gencives et les glandes salivaires. La garde-malade ayant, contre l'ordre du Dr Lowenhardt, continué les frictions mercurielles, la guérison fut retardée de quelques jours.

DE L'OVARITE PUERPÉRALE

« A peine pourrait-on citer un exemple bien avéré d'inflammation aigue de l'ovaire hors l'état de grossesse ou de couches, » disaient Boivin et Dugès (1). Cette opinion admise encore par Lisfranc et par un certain nombre de pathologistes n'est plus absolument vraie.—Nous avons vu en effet qu'il existait des ovarites non puerpérales dues à des causes diverses et qu'on en avait parfaitement constaté non pas seulement

(1) Traité prat. des maladies de l'utérus et de ses annexes, t. II, p. 566.

un cas, mais un grand nombre de cas. Il ne faudrait pourtant pas conclure de ce que nous venons de dire que nous n'admettons pas l'ovarite puerpérale. Loin de là; car elle est sans nul doute incomparablement plus fréquente que toutes les autres formes. C'est là un fait qui reste parfaitement établi. Aussi serons-nous très-bref, nous appuyant encore sur une autre considération, c'est que si nous voulions faire l'histoire de l'ovarite puerpérale, il nous faudrait faire une étude complète des maladies puerpérales : l'ovarite, en effet, lorsqu'elle se présente dans ces circonstances, n'est point une maladie isolée ; elle se rattache à un état général grave qui, quelquefois, domine la fièvre ou n'est qu'une des nombreuses lésions qui existent alors dans le petit bassin. Les auteurs qui ont étudié les maladies puerpérales ont décrit sous ce nom un ensemble complexe, mais n'ont point envisagé à part l'ovarite. Nous en exceptons seulement M. Joulin qui lui a consacré quelques lignes et M. Hervieux qui a écrit un chapitre sur l'ovarite.— Pour M. Joulin (2), l'ovarite existe assez fréquemment, mais seulement comme phénomène consécutif; car l'ovaire est rarement le point de départ de la maladie : « L'inertie fonctionnelle de l'ovaire qui sommeille pendant la grossesse, explique ce résultat. » — M. Hervieux, au contraire, qui pense que l'ovaire pendant la grossesse est congestionné, présente des veines fortement dilatées, un développement des follicules de de Graaf, M. Hervieux dit que « ces conditions nouvelles créent dans l'ovaire un état d'imminence morbide qui sollicite l'action des causes déterminantes, soit éloignées, soit prochaines de padhle gįmasie e cette glande. » — Pourtant cet auteur, outre l'empoisonnement puerpéral, invoque encore comme cause spéciale et prochaine, la phlébite des veines qui aboutissent à l'ovaire, phlebite qui d'après

(1) Joulin. Traité d'accouchements, p. 1182.

ses observations et d'après celles de Dance, Témoin, Béhier, Thierry, serait très-fréquente, sinon même constante. — Pour nous, qui avec Bischoff et M. Gallard, avons décrit l'ovaire pendant la grossesse comme anémié, racorni, nous n'avons pas de peine à nous rallier à l'opinion de M. Joulin, opinion qui du reste, ne lui est point particulière. Pour nous l'ovarite pendant la puerpéralité, n'est presque qu'un épiphénomène.

Mais pouvons-nous savoir avec quelle fréquence on l'observe ? Le point est difficile à décider ; car les auteurs donnent les chiffres les plus contradictoires. Dans l'épidémie observée en 1746 par Ant. de Jussieu, Albert de Villars et Fontaine, les ovaires étaient en suppuration dans plusieurs cas, et dans tous ils étaient plus ou moins phlogosés.

Boivin et Dugès (1) sur 686 métro-péritonites ont trouvé 35 fois à l'autopsie des lésions ovariennes, mais pour eux l'inflammation de l'ovaire doit être beaucoup plus fréquente, car lorsque les malades guérissent, il est ordinairement impossible de diagnostiquer sûrement l'ovarite. Tonnelé (2) sur 222 cas a observé 58 fois l'ovarite.

Collins (3), sur 37 femmes qui avaient succombé à la fièvre puerpérale, a trouvé dans un grand nombre de cas les ovaires augmentés de volume et tellement ramollis qu'ils se déchiraient en morceaux à la moindre pression.

Lee (4) rapporte que sur 56 femmes mortes de fièvre puerpérale à l'hôpital de Vienne, on trouva toujours les ovaires plus ou moins gonflés, rouges et ramollis.

Quant à lui, sur 45 femmes, il constata 32 fois des lésions des ovaires (5).

(1) Boivin et Dugés. Traité des mal. de l'utérus, t. II, p. 567.
(2) Journal hebdomadaire de médecine, 1830.
(3) Collins. Practical treatise of midwifery. London, 1835, p. 398.
(4) B. Lée. On puerperal fever, p. 8.
(5) B. Lée. Researches on the pathology and treatement of the deseases of Women. London, 1833, p. 38.

M. Béhier, sur 133 autopsies de femmes mortes de fièvre puerpérale, a trouvé 75 fois les ovaires notablement altérés.

Enfin, d'après M. Thierry (p. 112), « les ovaires sont souvent volumineux, ramollis et injectés dans leur partie médullaire ; on y trouve fréquemment du pus couvert formant de petites collections purulentes au milieu du tissu cellulaire de l'organe et une infiltration purulente jaunâtre de ce même tissu dans le voisinage du hile. Une seule femme nous a présenté des traces du corps jaune de la grossesse. » Dans ses 20 observations, cet auteur décrit 8 fois des lésions de l'ovaire.

L'ovarite puerpérale présente-t-elle quelques caractères particuliers? Il en est deux que nous devons signaler ; le premier sur lequel nous avons déjà insisté, c'est la fréquence d'autres lésions accompagnant l'ovarite et la difficulté du diagnostic de l'ovarite elle-même. Le second, c'est la fréquence de la suppuration dans cette forme de phlegmasie ovarienne.

CHAPITRE IV

SYMPTOMATOLOGIE (FORMES SYMPTOMATIQUES)

Le titre que nous avons donné à notre travail nous impose le soin d'étudier les diverses formes symptomatiques de l'ovarite aiguë. Or, tantôt cette maladie s'annonce avec un appareil de symptômes très-aigus et très-alarmants, tantôt elle est moins rapide dans son évolution, moins brusque dans son début, moins grave pour sa terminaison. D'autres fois enfin, elle a une marche subaiguë, elle se manifeste chez certaines femmes à chaque époque menstruelle; c'est cette dernière forme que Tilt appelle *l'ovarite subaiguë*. La première que nous venons d'indiquer est *l'ovarite suraiguë;* la seconde, *l'ovarite aiguë*. Nous verrons aussi dans le cours de cette étude, si la clinique peut nettement séparer par des symptômes différents, les différentes formes d'*ovarite folliculeuse, parenchymateuse* et *péritonéale* que nous avons étudiées.

Quant aux formes symptomatiques basées sur l'étiologie, elles ont fait l'objet d'une étude spéciale.

OVARITE SURAIGUE

L'ovarite suraiguë s'observe surtout à la suite de perturbations brusques de la menstruation, d'excès de coït. Les troubles menstruels peuvent être causés, soit par un refroidissement, des excès vénériens pendant l'époque catamé-niale, etc. La malade est prise subitement d'une douleur très-aiguë dans l'une des fosses iliaques, avec irradiations lombaires, hypogastriques, inguinales; la fièvre est vive, il y a des nausées, quelquefois des vomissements, la face est altérée et exprime la souffrance, les mouvements du tronc, la toux, la respiration même exagèrent la douleur qui, dans certains cas, devient déchirante. Le pouls est petit, fréquent, la peau est chaude, souvent couverte de sueur. On a vu quelquefois la mort arriver au bout de quelques jours ou d'une semaine, et à l'autopsie, on a trouvé les trompes utérines et l'ovaire renfermant déjà du pus; mais ces cas peuvent être complexes, et la suppression brusque des règles peut produire à la fois une inflammation de l'ovaire et une hématocèle péri-utérine. Du reste, dans le cas que nous venons d'analyser, tous les organes de la génération sont affectés, et l'utérus lui-même n'échappe pas à une congestion intense qui se produit vers son tissu.

Quant aux signes donnés par l'exploration physique, ils sont les mêmes que ceux de la forme aiguë; nous les confondrons donc dans une même description. Qu'il nous suffise de dire que le toucher vaginal et le toucher rectal permettent de constater la présence d'une petite tumeur arrondie, mobile, fuyant sous le doigt et très douloureuse ; le vagin est ordinairement très-chaud, les mouvements imprimés à l'utérus peuvent être même douloureux.

OVARITE AIGUE

Dans l'ovarite aiguë, on observe tous les symptômes que nousavons signalés pour la forme suraiguë; seulement l'acuité de ces symptômes est atténuée. La fièvre, la douleur sont moindres, la marche moins rapide. Disons cependant que chaque époque menstruelle aggrave singulièrement les accidents. Nous allons maintenant passer en revue les divers symptômes physiques qui appartiennent à l'ovarite aiguë et suraiguë.

1° *Douleur.*—Le Dr Chéreau résume très-bien en une ligne les principaux signes physiques de l'ovarite, lorsqu'il dit : « Les ovaires frappés d'inflammation aiguë deviennent douloureux, ils augmentent de volume et forment tumeur. » Étudions d'abord le 1er symptôme dont se plaignent les malades et qui attire l'attention du médecin : c'est la *douleur*. Celle-ci se montre ordinairement au début de la maladie, très-intense dans l'ovarite suraiguë, moins forte dans l'ovarite aiguë. Elle a pour siége une des fosses iliaques, ordinairement limitée dans une des régions ovariennes, le plus souvent à gauche, puisque c'est de ce côté qu'apparaît de préférence l'ovarite; d'après Sobernheim (1) qui a étudié les symptômes de cette affection, elle existe « au-dessus du pubis, entre la matrice et les flancs, s'étend souvent aux lombes, au fondement, aux aines. » M. Gallard (2) lui assigne comme siége, dans une observation intéressante, un point qui se trouve à peu près sur le milieu d'une ligne oblique dirigée de l'épine iliaque antéro-supérieure à la symphyse du pubis.

Les irradiations douloureuses se font sentir dans les lombes, les régions inguinales, sacrées; elles pourraient quelques fois même déterminer, suivant Clarus (3), par leur intensité, des convulsions dans les membres inférieurs. De plus, d'après cet auteur, si avec la face palmaire on appuie sur l'hypogastre et les cuisses et qu'on voie les muscles de la face de la malade se contracter, c'est un signe d'ovarite.

(1) Praktische diagnostick der innern krankleiten mit vorzüglicher Rücksicht auf pathologische anatomie von sobernh. Berlin 1837. p. 236.

(2) Gallard, loc. cit., p. 9.

(3) Annalen klinisch instit. zû Leipsik, p. 192, 1812.

On comprend que nous n'attachions pas grande importance à ce signe.

Quant aux accès hystériques qu'on a observés dans cette affection et que Schützenberger et Négrier ont rattachés à la lésion ovarique, nous pensons qu'ils peuvent se produire chez une femme hystérique dans toutes les affections douloureuses.

La douleur est réfléchie par la moelle pour produire une excitation des nerfs moteurs et consécutivement des convulsions, comme elle peut aussi par le même mode de réflexion donner lieu à des douleurs réflexes éloignées du centre morbide. C'est ainsi qu'on peut expliquer les points douloureux qui se montrent à distance de l'organe malade et qui sont en tout comparables à ceux que le Dr Mauriac a étudiés dans l'orchi-épididymite blennorrhagique (1). Le même auteur, dans le livre du Dr West (2) décrit fidèlement les douleurs d'une congestion ovarienne qui, comme nous allons le voir, présente presque tous les caractères d'une ovarite. D'après lui, la douleur inguinale dans les maladies de la matrice « s'observe souvent dans le côté gauche, elle est souvent sympathique, ne dépend pas toujours d'une affection de l'ovaire, mais se rattache assez fréquemment à un état congestif de cet organe, produit par la pression que le rectum exerce sur les paquets veineux du ligament large correspondant. Je donne en ce moment des soins à une dame qui est atteinte depuis cinq ou six mois d'une inflammation chronique de l'utérus avec leucorrhée abondante. Chez elle, il y a deux foyers de douleurs extrêmement vives et continues ; l'un est situé dans les lombes, et l'autre au niveau de l'ovaire gauche. Sur ce dernier point, la pression est fort sensible. Par le toucher vaginal,

(1) Etude sur les névralgies réflexes symptomatiques de l'orchi-épidydimite blennorrhagique. (Gaz. méd. de Paris, 1869 et 1870), par Ch. Mauriac.

(2) Loc. cit., p. 192.

on perçoit manifestement à gauche de l'utérus une tumeur grosse comme une noix, mobile et très-douloureuse, qui ne peut être autre chose que l'ovaire congestionné. Il survient en outre quelquefois des douleurs irradiantes qui partent de la région fessière gauche et se propagent le long du nerf sciatique, jusqu'au genou. Il n'existe chez cette dame aucun signe de pelvi-péritonite. Les nerfs qui paraissent les plus intéressés dans ces sortes d'affections, sont par ordre de fréquence : l'hypogastrique, le honteux externe, le lombo-inguinal, le fémoro-cutané antérieur externe, l'obturateur, le crural et l'ischiatique. »

Ajoutons que la douleur de l'ovarite est *continue*, *paroxystique* et *menstruelle*. La douleur *continue* est quelquefois peu intense, d'autres fois plus aiguë, revêtant le plus souvent le caractère lancinant, parfois elle est tensive, rarement elle est expulsive. A mesure que l'affection fait des progrès, elle s'ajoute à une autre espèce de douleur que le Dr Rigby (1) a placée dans ces derniers temps dans la région pelvienne et qu'il a attribuée à un déplacement, à une sorte de prolapsus de l'ovaire. Elle est aussi *paroxystique* et survient à des intervalles indéterminés et inégaux, sans cause connue, ou provoquée par le moindre effort, un faux pas, ou la marche. Enfin, un de ses caractères importants c'est d'être *menstruelle*, c'est-à-dire d'augmenter à chaque congestion cataméniale, comme nous devions à priori nous y attendre.

Jusqu'ici nous n'avons fait mention que de la douleur *spontanée*. La douleur peut être aussi *provoquée* non-seulement par la marche, les efforts, les mouvements, le passage des matières fécales dans le rectum, etc., mais aussi par la main du médecin appliquée dans la région iliaque. Cette douleur

(1) Cité par Graily Hewitt.

est profonde, et il faut déprimer assez fortement les parois abdominales pour la déterminer dans toute son intensité.

D'après Graily Hewitt, les causes de la douleur dans l'ovarite sont multiples : elles résident dans l'ovaire enflammé, dans une congestion utérine qui n'est le plus souvent que le retentissement de la maladie ovarienne, dans les déplacements de la matrice et les tiraillements des ligaments, et aussi dans la participation à l'inflammation du péritoine péri ovarien.

Cette douleur, comme il est permis de le voir, par son siége, sa nature, peut se distinguer facilement des douleurs de la métrite, de la péritonite, du phlegmon péri-utérin, de la névralgie ilio-lombaire.

D'abord elle n'existe pas sur la ligne médiane comme pour l'inflammation utérine, elle n'est non plus que très-rarement augmentée par les mouvements qu'on imprime à l'utérus phlogosé, elle ne revêt pas si souvent le caractère expulsif qui est le propre de la métrite parenchymateuse.

Dans la péritonite généralisée, elle s'étend à tout l'abdomen ; plus superficielle sans être cependant plus aiguë, elle présente aussi plus rarement les irradiations douloureuses.

La pelvi-péritonite et le phlegmon péri-utérin, sont les deux affections qui reproduisent le plus exactement les symptômes douloureux de l'inflammation de l'ovaire et nous verrons plus loin que le diagnostic ne peut être sûrement établi que par la forme différente des tumeurs péri-utérines. Car l'épithète d'*exquise* qui a été attribuée à la douleur ovarique et la comparaison qu'on en a faite avec celle que produirait la pression du testicule chez l'homme ne sont pas des signes qui puissent être regardés comme propres à l'affection qui nous occupe.

Enfin, les douleurs de la névralgie sont moins profondes et présentent sur le trajet des nerfs, des points qui ne son pas observés dans l'ovarite. Ajoutons que la présence, la forme, la position, la consistance de la tumeur ovarique nous offrent des signes de diagnostic encore plus certains.

Tumeur ovarique. L'ovaire enflammé forme une tumeur qui se reconnaît par la palpation abdominale, par le toucher vaginal et le toucher rectal.

A. Lorsque l'on plonge la main profondément dans la fosse iliaque, on peut sentir quelquefois une tumeur résistante, très-douloureuse à la pression, qui représente l'ovaire atteint d'inflammation. Il est cependant une source d'erreur qu'il faut éviter et qui consiste à prendre pour une tumeur les muscles abdominaux qui se contractent le plus souvent sous l'influence de la douleur.

B. Par le toucher vaginal, on constate non-seulement la tuméfaction de l'ovaire, mais aussi son déplacement. Lorsqu'on porte le doigt dans le cul-de-sac vaginal postérieur, on peut sentir un corps arrondi, bien limité, dur, fuyant quelquefois sous le doigt lorsque des adhérences péritonéales ne le retiennent pas, douloureux à la pression, gros comme une grosse noix, comme une pomme d'api ; si l'on combine le toucher vaginal avec la palpation hypogastrique et qu'avec la main appuyée sur l'abdomen on presse de haut en bas de manière à abaisser cet organe, on pourra encore mieux le sentir. Les culs-de-sac sont libres, l'utérus est libre dans la cavité pelvienne, les mouvements qu'on lui imprime ne sont pas douloureux, excepté dans les cas où on l'incline avec le doigt, du côté de l'ovaire malade.

Le corps arrondi et douloureux dont nous avons parlé est bien l'ovaire ; s'il nous est permis de l'atteindre avec le doigt ce n'est pas seulement parce qu'il a augmenté de volume, mais aussi parce que devenant plus pesant, il est tombé par son propre poids dans l'excavation pelvienne. Il est bientôt arrêté dans cette descente par le ligament suspenseur dont la rigidité augmentée encore par l'inflammation l'empêche de tomber plus bas. En même temps que se produit ce prolapsus de l'ovaire, l'utérus tombe en rétroversion, et ainsi les tumeurs utérine et ovarienne en comprimant le rectum, peuvent donner lieu à une constipation souvent rebelle qui augmente le plus ordinairement les accidents douloureux.

C. Le toucher rectal ne doit pas être négligé ; car il permet de constater la présence de la tumeur ovarienne que nous avons décrite.

Si par la palpation hypogastrique profonde, mais surtout par le toucher vaginal et le toucher rectal, on a pu sentir la tumeur ovarique dont nous avons donné les caractères, le diagnostic n'est pas douteux, c'est une ovarite. Dans le phlegmon péri-utérin, le doigt introduit dans l'un des culs-de-sac vaginaux, sent bien aussi une tumeur, mais elle est moins bien limitée, moins dure, moins arrondie, elle ne fuit pas sous le doigt ; en un mot le cul-de-sac où siége l'inflammation est empâté, il a diminué de hauteur, l'utérus n'est pas libre dans la cavité pelvienne, il est comme enclavé au milieu de la tumeur péri-utérine qui paraît l'immobiliser, les mouvements qu'on veut lui communiquer sont douloureux.

Mais on comprend facilement que si l'inflammation de l'ovaire s'est étendue à d'autres organes et au péritoine pelvien, la tumeur ovarique perdra de plus en plus sa forme et se confondra avec la tuméfaction générale qui l'entoure.

Ainsi donc la douleur et la tuméfaction de l'ovaire sont deux signes importants dans l'ovarite. Il est un autre sujet intéressant à étudier, c'est l'influence que cette maladie doit avoir sur la menstruation. Or tous les troubles menstruels ont été observés : l'exagération de la menstruation, sa suppression, sa difficulté, c'est-à-dire la ménorrhagie, l'aménorrhée, la dysménorrhée.

C'est au début surtout, à la période congestive que se

montrent les ménorrhagies ; M. Ch. Bernard ; dans un travail publié en 1853, *sur les rapports réciproques qui existent entre les troubles de la menstruation et l'ovarite*, pense que les causes de troubles menstruels survenant au début de l'écoulement cataménial, suppriment les règles ; que, d'autre part, ces mêmes troubles, survenant quelques jours après l'apparition des règles, causeraient la métrorrhagie. Dans tous les cas, on a signalé sous le nom d'*oophoritis hæmorrhagica* (Schœnlein), une ovarite hémorrhagique dans laquelle les hémorrhagies menstruelles seraient fréquentes. Pour Bennet (1), les ménorrhagies dans l'ovarite ne dépendent pas de l'inflammation de l'ovaire ; elles procèdent, selon lui, primitivement d'une lésion utérine qui en est la principale cause et qui agit sympathiquement sur l'ovaire pour déterminer une sorte d'irritation ovarienne qui a pour résultat de pervertir ou d'augmenter la fluxion cataméniale. Cette explication nous semble difficile à admettre, attendu que souvent les hémorrhagies menstruelles se remarquent en l'absence de toute lésion de la matrice, et il ne nous paraît nullement irrationnel d'attribuer à l'exagération de l'activité circulatoire dans l'ovaire la cause première de l'exagération de la fluxion menstruelle. Nous ne contestons pas l'influence que les maladies utérines peuvent avoir sur celles de l'ovaire, mais nous pensons cependant que la réciproque est plus vraie et que l'ovaire est souvent dans les maladies des femmes, et dans l'évolution de certains symptômes, un centre morbide qui produit, comme le pensait Aran, certaines affections utérines ou péri-utérines.

Enfin, les perturbations menstruelles peuvent consiste dans la dysménorrhée ou l'aménorrhée, celle-ci étant surtout l'apanage de l'ovarite chronique avec induration du

(1) Bennet. Traité pratique de l'inflammation de l'utérus, 2e édition, 1864, p.409.

tissu qui donne lieu à une véritable cirrhose ovarique. Mais nous n'avons pas à nous occuper de ces cas.

Notons encore certains symptômes moins importants : l'émission d'urines rouges, le ténesme vésical, qui, d'après Chéreau, manquerait rarement et serait un bon signe d'ovarite. Clarus, de Dresde, a signalé un délire érotique et des symptômes de nymphomanie. Cette opinion n'est pas généralement admise, et Ashwell pense, au contraire, qu'un des effets les plus constants de l'inflammation aiguë, c'est de diminuer les appétits vénériens. Il cite même 2 cas où il a l'intime conviction que le résultat de la maladie avait été une aversion profonde pour le coït. Du reste, il est maintenant admis par tout le monde, que la nymphomanie dépend le plus souvent de cause externe. Dans certains cas, qu'il ne faut pas oublier, l'excitation génésique pourra coexister avec tous les symptômes de l'ovarite, quand la cause qui a produit la maladie a pu donner lieu en même temps à la nymphomanie. M. Guibout a démontré, en effet, que l'emploi des machines à coudre pouvait déterminer chez les femmes certaines affections, et notamment une excitation sexuelle qu'elles ne peuvent que difficilement réprimer. De son côté, M. Gallard cite une observation où l'emploi de cette machine à coudre a pu agir comme cause prédisposante et déterminante de l'inflammation de l'ovaire. Mais on comprend bien que, dans ce cas, la nymphomanie peut se développer sous la même influence qui a produit la maladie.

Nous ne ferons que signaler les principales *terminaisons* de l'ovarite aiguë : la résolution, l'extension de l'inflammation à la séreuse pelvienne, aux ligaments larges, enfin la formation du pus. Celle-ci sera annoncée par des frissons, des douleurs lancinantes dans les régions iliaques; le doigt, introduit dans le vagin, pourra quelquefois constater la mollesse de l'ovaire en certains point. Quelquefois même on pourra sentir de la fluctuation par la combinaison des deux touchers rectal et vaginal, comme l'enseignait Récamier, ou par le toucher vaginal uni à la pression hypogastrique.

Quant à l'ouverture de ces abcès, nous avons assez insisté sur ce sujet, à l'anatomie pathologique, pour qu'il nous semble inutile d'y revenir.

Arrivé presque à la fin de cette étude symptomatique, nous désirerions pouvoir établir sur des signes certains le diagnostic des différentes formes anatomiques que nous avons décrites, c'est-à-dire de la vésiculite, de l'ovarite parenchymateuse et de l'ovarite péritonéale. Ce diagnostic, dans la plupart des cas, est impossible. Cependant, il nous suffira de dire que, dans l'inflammation isolée des follicules, la tumeur ovarique est moins saillante, moins appréciable par le toucher vaginal que dans l'ovarite péritonéale, où l'on observe souvent des symptômes péritonéaux, tels que la douleur superficielle de l'abdomen, le ballonnement du ventre, les nausées, les vomissements, etc., qui ne s'observent ni dans l'ovarite parenchymateuse ni dans la vésiculite.

Mais ce serait une erreur de croire que les diverses inflammations des organes se circonscrivent exactement dans une de leurs parties constituantes. La phlegmasie des ovaires peut atteindre indistinctement tous les éléments de son tissu, et de là rayonner comme d'un centre vers les diverses parties des organes sexuels, vers les trompes qui souvent sont affectées, vers l'utérus, le péritoine pelvien et le tissu cellulaire péri-utérin. Arrivée à cette période, la maladie ne mérite plus le nom d'*ovarite*, et nous comprenons qu'on ait donné à ce complexus morbide la dénomination de *périmétrite*.

OVARITE SUBAIGUE.

Les auteurs anglais, et le Dr Tilt (1) en particulier, ont décrit sous le nom d'*ovarite subaiguë*, une affection particulière de l'ovaire déterminant des troubles menstruels divers se traduisant par la dysménorrhée, la ménorrhagie, l'aménorrhée, et pouvant aussi donner lieu à la stérilité et à l'avortement.

Elle serait caractérisée par des douleurs dans la région ovarienne, irradiant aux lombes et aux cuisses, par une sensation de plénitude et de poids dans le bassin, la tuméfaction de l'ovaire, que l'on peut constater au toucher vaginal, et par les divers troubles menstruels que nous avons cités.

Mais l'existence de cette ovarite subaiguë aurait encore besoin d'être démontrée, et M. Bennet, dans son traité de l'inflammation de l'utérus, pense que ces douleurs ovariennes ne sont pas toujours dues à une subinflammation de l'ovaire, et que ces symptômes indiquent plutôt «un état d'irritation sympathique dépendant de quelque lésion utérine.» Ici, dans cette théorie, les termes sont tout à fait renversés. Ce n'est plus l'ovaire dont l'influence retentit sur la matrice, c'est ce dernier organe qui agit pour amener sympathiquement une irritation ovarienne, comme l'appelle le Dr Churchill. La preuve, d'après Bennet, que l'origine de ces douleurs, de ces perturbations cataméniales, se trouve dans l'utérus, c'est qu'après la guérison des maladies de ce dernier organe, qu avait produit ces divers accidents, tout rentre dans l'ordre.

Mais, cependant, il est encore des cas eù cette ovarite sub-

(1) On diseases of menstruation and ovarian inflammation. Dr Tilt, 1850.

aiguë ne peut être mise en doute, comme le dit le même auteur que nous venons de citer (1) :

« Mais, si je pense qu'un grand nombre des cas où l'on croit voir les symptômes d'une ovarite subaiguë et chronique, se rapportent à une autre affection, dans laquelle l'ovaire, intéressé par sympathie seulement, n'est le siége que d'une douleur névralgique, j'admets parfaitement que ces mêmes symptômes dérivent parfois d'une maladie de l'ovaire lui-même. Le fait est certain quand ils existent en l'absence de toute lésion utérine, ou quand on peut reconnaître la tuméfaction et la sensibilité de l'ovaire par le toucher vaginal ou rectal, ou par la combinaison de ces deux modes d'investigation, c'est-à-dire par le double toucher de Récamier. »

Quant à Churchill, il donne à cette affection le nom d'*irritation ovarienne,* qu'il a pu observer chez les femmes de tout âge, depuis l'établissement jusqu'à la disparition des menstrues, et surtout chez les sujets d'un tempérament délicat et nerveux. Les symptômes qu'il signale sont à peu prèss ceux que le Dr Tilt a décrits pour l'ovarite subaiguë. La douleur ovarienne qui siége le plus ordinairement à gauche est plus ou moins vive ; elle irradie souvent vers la vessie pour produire le ténesme et des souffrances après l'émission de l'urine. Churchill n'a jamais pu constater la tuméfaction de l'ovaire, et c'est là même la principale cause qui lui fait rejeter une inflammation subaiguë de l'organe.

D'après le même auteur, l'irritation ovarienne se produit dans des cas différents : 1° dans l'aménorrhée, à chaque époque qui correspond à une période menstruelle; 2° à la suite de suppression des règles; 3° dans la dysménorrhée; 4° dans la ménorrhagie; 5° dans les maladies du col utérin;

(1) Bennet, loc. cit., p. 231, trad. par le D Peter.

6° dans l'hystérie; 7° chez les femmes d'un tempérament délicat et nerveux.

Pour Churchill, le siége comme l'origine de la maladie est dans l'ovaire; de plus, sa nature est névralgique et non inflammatoire. Cette opinion, comme on le voit, est intermédiaire entre celle de Tilt et de Bennet.

Nous ne nous étendrons pas davantage sur l'*ovarite sub aiguë* de Tilt, tout en faisant remarquer cependant que les onclusions de Churchill, à ce sujet, nous paraissent se rapprocher beaucoup plus de la vérité que celles de Bennet et de Tilt.

CONCLUSIONS.

1° L'ovaire présente au moment de l'ovulation menstruelle une congestion plus ou moins vive qui peut par son exagération même aboutir à l'ovarite.

2° Pendant la grossesse, l'ovaire subit une atrophie temporaire.

3° Les formes histologiques (vésiculite, ov. parenchymateuse, ovarite péritonéale) admises par certains auteurs, ne sont point confirmées par l'examen des faits. On ne peut admettre comme formes anatomiques que des degrés suivan que les lésions sont plus ou moins avancées et analogues aux degrés de la pneumonie.

4° Au point de vue étiologique, il existe sept espèces d'ovarites :

1° L'ovarite ourleuse ;
2° L'ovarite varioleuse ;
3° L'ovarite blennorrhagique ;
4° L'ovarite rhumatismale ;
5 L'ovarite traumatique ;
6° L'ovarite menstruelle ;
7° L'ovarite puerpérale.

5° Au point de vue clinique nous admettons trois formes d'ovarites aiguës :

1° L'ovarite suraiguë ;
2° L'ovarite aiguë;
3° L'ovarite subaiguë (Tilt).

6° La clinique ne peut résoudre le diagnostic des trois formes anatomiques admises par les auteurs.

1° L'ovarite folliculeuse ;
2° L'ovarite parenchymateuse
3° L'ovarite péritonéale.

A. PARENT, imprimeur de la Faculté de Médecine, ru[illegible] M^r le Prince, 31.

LIBRAIRIE ADRIEN DELAHAYE

Paris. A. Parent, imprimeur de la Faculté de Médecine, rue Mr-le-Prince, 31.

www.ingramcontent.com/pod-product-compliance
Ingram Content Group UK Ltd.
Pitfield, Milton Keynes, MK11 3LW, UK
UKHW021103260726
13994UKWH00002B/669

9 782329 116525